Hartkapseln

Ein Leitfaden für die Herstellung in der Apotheke

Julia Potschadel

Govi

ISBN 978-3-7741-1369-5 (eBook: ISBN 978-3-7741-1383-1)

in der Avoxa – Mediengruppe Deutscher Apotheker GmbH
Apothekerhaus Eschborn, Carl-Mannich-Straße 26, 65760 Eschborn
avoxa.de, govi.de

Titel: © catenarymedia-iStockphoto
Satz: Fotosatz H. Buck, Kumhausen
Druck und Verarbeitung: medienHaus Plump GmbH, Rheinbreitbach
Printed in Germany

Bibliografische Information der Deutschen Bibliothek
Die Deutsche Bibliothek verzeichnet diese Publikation in der Deutschen Nationalbibliografie; detaillierte bibliografische Daten sind im Internet über http://dnb.ddb.de abrufbar.

Wichtiger Hinweis Die Broschüre fasst in handlicher Form die wesentlichen Dinge zur Herstellung von Hartkapseln in der Apotheke zusammen. Der Leitfaden dient als Einstieg in die Materie; die Ausführungen sind nicht rechtsverbindlich. Für Detailfragen sind die Gesetze, Verordnungen und Richtlinien im Original heranzuziehen. Alle Daten wurden mit größter Sorgfalt zusammengestellt. Alle Angaben sind ohne Gewähr, eine Haftung ist ausgeschlossen.
Die überwiegende Verwendung der männlichen Form (z. B. Apotheker) geschieht ausschließlich aus Gründen der besseren Lesbarkeit und stellt keine Diskriminierung dar.

Inhaltsverzeichnis

Vorwort

Das Herstellen individuell verordneter Steckkapseln zur oralen Anwendung erfordert pharmazeutisches Know-how und handwerkliches Geschick. In diesem Leitfaden sind die einzelnen Herstellungsschritte detailliert beschrieben. Praxistipps, Hilfestellungen für die Dokumentation und nützliche Checklisten unterstützen den gesamten Prozess, von der Interpretation der Verordnung bis hin zu den passenden Hinweisen bei der Abgabe des Arzneimittels. So gelingt es, Kapseln effizient, sicher und in hoher Qualität herzustellen.

Das Europäische Arzneibuch (Pharmacopoea Europaea, Ph. Eur.) schreibt für Kapselrezepturen ebenso wie für andere Arzneiformen eine Sicherung der Qualität des Endprodukts durch den Einsatz validierter Methoden vor. Das Ziel der Validierung ist es zu belegen, dass die gewählten Methoden zur Herstellung und Prüfung zuverlässig sind und die Rezepturarzneimittel mit gleichbleibend hoher Qualität produziert werden. Diese Methoden sind nach der Apothekenbetriebsordnung schriftlich in der Herstellungs- und in der Prüfanweisung zu beschreiben und deren Einhaltung ist durch die Dokumentation im Herstellungsprotokoll transparent und nachvollziehbar zu belegen. Im Europäischen Arzneibuch finden sich zudem geeignete Prüfmethoden, die in der Apotheke vor der Freigabe durchzuführen sind. Das DAC/NRF (Deutscher Arzneimittel-Codex/Neues Rezeptur-Formularium) bietet eine Sammlung standardisierter Herstellungs- und Prüfmethoden in Anlehnung an das Europäische Arzneibuch, die von der Apotheke übernommen werden beziehungsweise von der Apotheke an den eigenen Betrieb angepasst werden können. So begleitet das DAC/NRF die Rezepturherstellung von Beginn an. Als Grundlage für den hier vorliegenden Leitfaden dienten das Europäische Arzneibuch in der Fassung 8.8, das DAC/NRF in der Fassung 2017/1 sowie weitere Standardwerke der Galenik, die dem Anhang zu entnehmen sind. Ebenfalls wurden aktuelle wissenschaftliche Erkenntnisse und Überlegungen sowie die langjährige Praxiserfahrung der Autorin als Dozentin und Apothekerin miteinbezogen. Da es selten nur einen Weg gibt, ein qualitativ hochwertiges Rezepturarzneimittel herzustellen, finden sich in diesem Leitfaden teilweise mehrere Vorschläge zur Herangehensweise an eine Kapselrezeptur. Zur Beurteilung, welche Methode in Ihrem aktuellen Rezepturfall sinnvoll ist und ob gegebenenfalls eine Anpassung der Methode erfolgen muss, wird grundsätzlich der Hintergrund erläutert und eine Einschätzung der Praxistauglichkeit im Apothekenalltag aus Sicht der Autorin gegeben.

Grundsätzlich ist also festzuhalten, dass auch andere als die hier erwähnten Methoden erlaubt sind, sofern die Qualität des Endprodukts den Arzneibuchanforderungen entspricht. Als rechtlich bindende Grundlage dient dabei das Europäische Arzneibuch in der jeweils aktuellsten Fassung.

Dr. Julia Potschadel Pulheim, im Oktober 2017

Einleitung

Steckkapseln sind eine bekannte und beliebte orale Arzneiform, deren Anwendung den meisten Patienten aus dem Bereich der Fertigarzneimittel geläufig ist. Industriell gefertigte Hartkapseln können – neben Pulvern – auch Granulate, Pellets oder Minitabletten enthalten und werden nicht nur oral, sondern beispielsweise auch für vaginale Anwendungen oder Pulverinhalationen eingesetzt.

In der Apotheke können Kapseln mit einem individuell auf den Patienten abgestimmten Wirkstoffgehalt hergestellt werden. Individuelle Dosierungen werden besonders in der Pädiatrie angewendet. Meist verordnet der Arzt zur Dosisfindung Kapselrezepturen in unterschiedlicher Stärke. Für jede Stärke ist ein neues Rezepturarzneimittel anzufertigen.

Neben der Verarbeitung von reinen Wirkstoffen und Stammverreibungen können in Kapseln auch Fertigarzneimittel flexibel für einen Patienten verdünnt werden. Da Kapseln zu den festen und damit wasserfreien Rezepturarzneimitteln zählen, sind sie lange lagerfähig und relativ unempfindlich gegenüber Zersetzung und mikrobiellen Qualitätsminderungen. Auch Inkompatibilitäten kommen meistens eher verzögert zum Tragen.

Häufig handelt es sich bei Steckkapselrezepturen um abgeteilte Pulver, bei denen der Inhalt der Kapseln nach dem Öffnen und Entleeren suspendiert verabreicht wird. So können auch Patienten mit Schluckbeschwerden oder Ernährungssonden durch Kapselrezepturen mit Medikamenten versorgt werden. Die Kapselhülle dient in diesem Fall als Primärpackmittel. Neben Pulvern, Pellets und Presslingen sind auch schmelzbare Füllgüter möglich.

Um die Therapiesicherheit sowie die richtige Dosierung und damit den Therapieerfolg für die Patienten zu gewährleisten, müssen die verarbeiteten Pulver homogen vorliegen und vollständig sowie gleichmäßig auf alle Kapseln verteilt werden. Die hierzu benötigte Füllmenge hängt maßgeblich von den Eigenschaften des zu verkapselnden Füllguts ab, also des Wirkstoffs beziehungsweise der Wirkstoffmischung.

Die Korngröße und die davon abhängenden Faktoren wie Fließverhalten und Schüttvolumen haben den größten Einfluss auf die benötigte Füllmenge. Eine experimentelle Bestimmung des Füllvolumens beziehungsweise der Füllmasse ist daher häufig sinnvoll und sollte jeder ersten Kapselfüllung mit einem neuen Wirkstoff und gegebenenfalls einer neuer Charge Füllmittel vorangehen.

Da Pulver leicht aufgewirbelt und damit eingeatmet werden können, sollten sowohl bei der Herstellung als auch bei der Verabreichung des Inhalts geöffneter Kapseln im Rahmen der Arbeits- als auch Angehörigensicherheit einige Regeln beachtet werden.

1 Charakteristika der Hartkapselhüllen

1.1 Gelatine, HPMC, Farbstoffe und Co

Hartkapselhüllen bestehen in den meisten Fällen aus tierischer, meist aus Schweinen gewonnener Gelatine, Wasser und gegebenenfalls Farbstoffen. In den letzten Jahren wird zudem immer häufiger HPMC (Hypromellose bzw. Hydroxypropylmethylcellulose, ein Cellulosederivat) anstelle der Gelatine verwendet. HPMC bietet eine pflanzliche Alternative für Personen, die auf tierische Produkte im Allgemeinen verzichten möchten oder ausschließlich Produkte zu sich nehmen, die kosher oder halal sind. Beide Stoffe sind für den Menschen gut verträglich und zählen zu den indifferenten Substanzen. Ohne besondere Überzüge lösen sich sowohl HPMC- als auch Gelatinekapseln in der Magensäure und in Wasser zügig auf.

Neben durchsichtigen Kapselhüllen können unterschiedlich eingefärbte Kapselhüllen bezogen werden. Die vom DAC/NRF bisher als Standard empfohlenen weiß-opaken Kapselhüllen sind mit Titandioxid eingefärbt, so dass das verkapselte Pulver vor Licht geschützt ist. Zu den gängigen Farbstoffen zählen besonders die verschiedenen Eisenoxide. Die unterschiedlichen Farben dienen vor allem dem Schutz vor Verwechslung von zwei oder mehr Rezepturarzneimitteln. Für Kapseln die geöffnet und deren Inhalt entleert wird, werden durchsichtige Kapselhüllen empfohlen, da hier die vollständige Entleerung durch den Anwender leicht festzustellen ist.

In Hartkapselhüllen ist grundsätzlich ein geringer Wasseranteil vorhanden. Dieser sollte bei Gelatinekapseln zwischen 13 Prozent und 16 Prozent liegen. Ein zu geringer Wasseranteil oder eine zu trockene Lagerung der Kapseln kann sie spröde und damit weniger belastbar machen. Ein zu hoher Wasseranteil oder eine feuchte Lagerung lässt sie weich und klebrig werden. Befüllt man Kapseln mit hygroskopischen Stoffen, so werden die Kapselhüllen mit der Zeit spröde. Entsprechend können Hartkapseln auch nicht mit wasserhaltigen Mischungen gefüllt werden, da das die Hüllen aufweichen würde. HPMC-Kapseln haben einen geringeren Wasseranteil und sind weniger hygroskopisch als Kapselhüllen aus Gelatine.

Die Ausgangsstoffe pharmazeutisch eingesetzter Hartkapselhüllen müssen grundsätzlich – wie alle Arzneimittelgrundstoffe auch – den Anforderungen des Europäischen Arzneibuches und anderen Regelungen entsprechen. Hartkapselhüllen sind nach Wareneingang und vor der Verwendung nach Arzneibuch auf Identität zu prüfen.

Praxistipp:
Mehr Informationen finden Sie online unter www.dac-nrf.de im DAC/NRF-Rezepturhinweis „Kapseln".

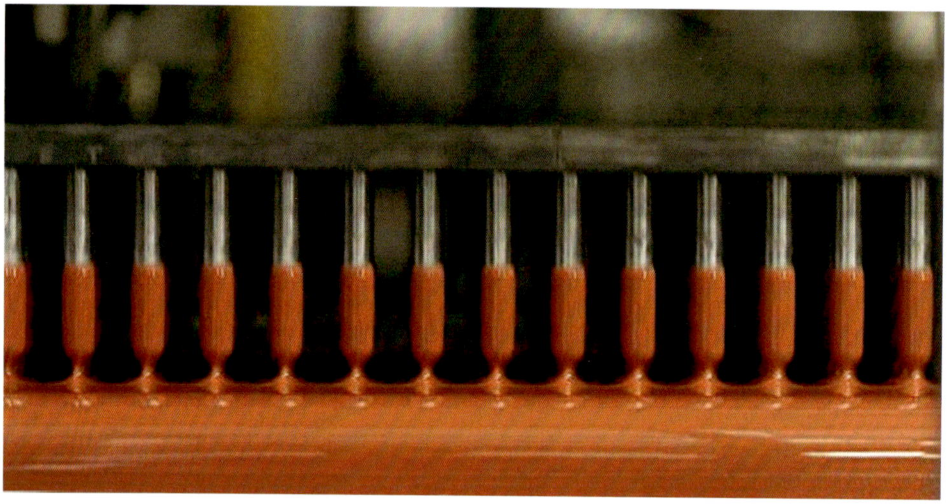

Abb. 1: Tauchstifte nach Eintauchen in eine Gelatinelösung. Foto: © Capsugel; aus [6]

Hartkapselhüllen werden industriell gefertigt und vorverschlossen vertrieben. Sie können als Bulkware oder auf Träger aufgesteckt für bestimmte Geräte gekauft werden. Die klassischen Hartkapselhüllen werden in mehreren Schritten produziert. Hierbei werden Metallstifte in eine Gelatinelösung getaucht und diese nach dem Herausziehen aus der Lösung bis zum Erstarren der Gelatinemasse gedreht (Abbildung 1). Nach dem Aushärten werden die Hüllen auf die richtige Länge geschnitten und vorverschlossen abgepackt.

Die eigentliche Befüllung erfolgt dann in einem zweiten Schritt manuell in der Apotheke oder automatisiert beim Pharmahersteller. Durch den Vorverschluss sind die Kapselhüllen leicht wieder zu öffnen. Nach dem Befüllen werden Kapselboden und -oberteil zusammengedrückt, bis der Verschluss einrastet. Sollen die Kapseln durch den Patienten wieder geöffnet werden, kann es sinnvoll sein, die Hartkapseln nach dem Befüllen lediglich wieder vorzuverschließen.

Im Folgenden wird anstelle der Begriffe Steckkapsel und Hartkapsel vereinfacht „Kapsel" synonym verwendet.

1.2 Größen, Füllvolumina, Nennmassen und die Auswahl der Kapselhüllen

Unabhängig vom eingesetzten Material oder produzierendem Hersteller gibt es festgeschriebene Normgrößen für handelsübliche Steckkapselhüllen (Tabelle 1).

Kapselgröße	Füllvolumen	Nennmasse bei D = 0,5 g/ml (nach Thoma, [5])	Nennmasse bei D = 0,5 g/ml (nach DAC/NRF)
5	0,13 ml	65 mg	
4	0,21 ml	105 mg	110 mg
3	0,30 ml	150 mg	145 mg
2	0,37 ml	185 mg	195 mg
1	0,50 ml	250 mg	245 mg
0	0,68 ml	340 mg	330 mg
00	0,95 ml	475 mg	385 mg
000	1,37 ml	685 mg	550 mg

Tab. 1: Kapselgrößen und zugehörige Füllvolumina und Nennmassen. D = Pulverdichte in g/ml.

Die Nennmasse gibt an, wie viel Milligramm eines Pulvers in einen Kapselboden passt. Diese Größe wird zur gravimetrischen Kapselfüllung – also zur Kapselfüllung nach Masse – benötigt. Das Füllvolumen oder auch Kalibriervolumen gibt an, wie viel Milliliter eines Pulvers in einen Kapselboden passt und wird zur volumetrischen Kapselfüllung benötigt. Dieses Thema wird in Kapitel „4.6.1 Bestimmung des Kalibriervolumens und der Nennmasse" genauer erläutert.

Für das Standardfüllmittel „Mannitol-Siliciumdioxid-Füllmittel (NRF S.38.)", das aus Mannitol 35 und hochdispersem Siliciumdioxid (99,5 T + 0,5 T) besteht, wird eine Pulverdichte von 0,5 g/ml angestrebt. Je mehr Wirkstoff jedoch in das Füllmittel eingearbeitet wird, desto deutlicher kann die tatsächliche Pulverdichte von der des Standardfüllmittels abweichen.

Aus der obigen Tabelle ist ersichtlich, dass je nach Literatur unterschiedliche Werte für das Füllvolumen zu finden sind. Trotz identischer Schüttdichte kann sich die tatsächliche Füllmenge von Substanz zu Substanz oder auch zwischen verschiedenen Qualitäten desselben Füllstoffs unterscheiden. Daher ist eine experimentelle Ermittlung grundsätzlich anzustreben und gegebenenfalls bei einem Chargenwechsel zu wiederholen (siehe Kapitel „2.6.3 Bedeutung der Schüttdichte"). Die individuell ermittelten Werte sind dann in der Herstellungsanweisung festzulegen.

Die Kapselgröße 1 ist die meist gebrauchte beziehungsweise meist verwendete Größe bei der manuellen Kapselfüllung. Insbesondere bei der Verordnung geringer Wirkstoffmengen für Kleinkinder, Säuglinge und Frühgeborene sollte jedoch die Kapselgröße 3 bevorzugt werden, um den Füllmittelanteil nicht zu groß werden zu lassen.

Je größer der Unterschied zwischen Wirkstoffmenge und Füllmittelmenge ist, desto aufwendiger ist die Herstellung einer homogenen Mischung. Ebenfalls können größere Mengen Füllmittel bei Frühgeborenen, Säuglingen und Kleinkindern zu unerwünschten Begleiteffekten führen und zudem noch einen negativen Einfluss auf die Wirkstoffresorption haben. Hohe Mengen Mannitol können die Darmpassage beschleunigen und dadurch die Bioverfügbarkeit einiger Wirkstoffe herabsetzen [20].

In den Kapiteln „8 Gebrauchsanweisung und Art der Anwendung“ und „2.1 Füllstoffe“ wird genauer auf die Vermeidung von unerwünschten Arzneimittelwirkungen eingegangen.

Je geringer allerdings der Querschnitt der Kapselhüllen ist, desto schwieriger ist es, eine gleichmäßige Füllung zu erzielen. Kleine Kapseln lassen sich außerdem durch den Anwender schlechter wieder öffnen als größere Kapseln. DAC/NRF empfiehlt für Kapseln daher standardmäßig die Größe 1 zu verwenden [20].

1.3 Inkompatibilitäten

Inkompatibilitäten sind definiert als Wechselwirkungen von Substanzen untereinander und einem daraus resultierenden Qualitätsverlust. Dies kann eine harmlose optische Veränderung sein, aber auch zu einem vollständigen Wirkverlust führen. Hierbei kann grundsätzlich jede während der Herstellung, Lagerung oder Applikation vorhandene Substanz zum Reaktionspartner werden (Hilfsstoffe, Nahrungsmittel, Ionen des Mineralwassers, Feuchtigkeit, Luftsauerstoff, Basismaterial des Primärpackmittels und anderes mehr).

Inkompatibilitäten können auch bei der Herstellung fester Arzneiformen auftreten. Im Vergleich zu flüssigen oder halbfesten wasserhaltigen Arzneiformen haben sie allerdings eine wesentlich geringe Bedeutung oder kommen erst nach einiger Lagerzeit zum Tragen. Der Zeitpunkt des Auftretens einer sogenannten larvierten Inkompatibilität lässt sich zeitlich schwer vorhersagen und ist oftmals von den Rahmenbedingungen abhängig. Daher ist es sinnvoll, alle Arten von Inkompatibilitäten von Beginn an auszuschließen. Ist dies nicht möglich, ist die Aufbrauchfrist entsprechend zu kürzen oder die Rezepturformel zu überdenken.

Die wichtigsten Inkompatibilitäten im Überblick zeigt Tabelle 2.

Inkompatibilität	Merkmal	Vermeidung
Hygroskopische Wirkstoffe	Kapseln werden spröde	Laufzeit verkürzen, HPMC-Kapselhüllen bevorzugen und Wirkstoff mit hochdispersem Siliciumdioxid anreiben
Laktose und Gelatine		Mannitol als Füllstoff oder HPMC-Kapselhüllen bevorzugen, ggf. die Laufzeit verkürzen
Laktose und stickstoffhaltige Wirkstoffe, z. B. Lysin, Amphetamin	Braunfärbung durch Reduktion	Mannitol als Füllstoff verwenden
Ascorbinsäure und Gelatine	Kapselhüllen werden eventuell spröde	HPMC-Kapselhüllen verwenden
HPMC (anionisches Gellan) und kationische Wirkstoffe	unterschiedlich	Gelatine-Kapselhüllen verwenden

Inkompatibilität	Merkmal	Vermeidung
• kationische und anionische Wirkstoffe	• Laufzeit verkürzen oder getrennt verarbeiten	
• Sulfidhaltige Arzneistoffe und Gelatine	• Essiggeruch	• unbedenklich
• Aldehydhaltige Hilfsstoffe (Verunreinigung) und Gelatine	• herabgesetzte Löslichkeit der Kapselhülle	• Kapselhüllen aus HPMC oder Hilfsstoffwechsel

Tab. 2: Inkompatibilitäten von Kapselhüllen und Füllstoffen (nach [4])

2 Füllmittel zur Kapselfüllung

Häufig reicht die zu verpackende Wirkstoffmenge nicht aus, um einen Kapselboden damit vollständig zu befüllen. Letzteres ist jedoch essentiell, um die richtige Dosierung gewährleisten zu können. Daher werden zum Auffüllen des Volumens und damit zur gleichmäßigen und vollständigen Befüllung der Kapselunterteile in den meisten Fällen Hilfsstoffe zur Vergrößerung des Volumens und Verbesserung der Fließeigenschaften, sogenannte Füllmittel, benötigt.

Eine gute Übersicht möglicher Füllmittel bietet DAC/NRF in Kapitel „Allgemeine Hinweise, I.9.3.1. Füllung mit Pulver".

Im DAC/NRF hat das Kapitel „I.9. Kapseln" mit der Einführung der gravimetrischen Methode zur Kapselfüllung die Anlage G abgelöst, in der bis Ende 2016 die Herstellung von Kapselrezepturen beschrieben wurde.

Praxistipp:
Im Allgemeinen werden in der Literatur folgende Begriffe unterschieden:
Füllstoff + Fließregulierungsmittel = Füllmittel
z. B.:
Mannitol 35 + hochdisperses Siliciumdioxid = Mannitol-Siliciumdioxid-Füllmittel (S.38.)

Ein Füllmittel ist folglich eine zusammengesetzte Pulvermischung. Sie dient sowohl der Vergrößerung des Volumens der Pulvermischung, als auch zur Verbesserung der Fließeigenschaften des Wirkstoffs und ermöglicht damit insgesamt eine gleichmäßige Befüllung der Kapseln.

Grundsätzlich ist für jede nicht standardisierte Rezepturformel im Rahmen der Plausibilitätsprüfung abzuwägen, welches Füllmittel für das jeweilige Rezepturarzneimittel am besten geeignet ist.

2.1 Füllstoffe

Füllstoffe sollten möglichst inert und gut verträglich sein. Das DAC/NRF nennt hier Mannitol als Standardfüllstoff. Dieses wird üblicherweise in Kombination mit hochdispersem Siliciumdioxid eingesetzt. Diese Vorschrift stammt ursprünglich aus dem DAB 1996 und ist als Empfehlung, nicht als Zwang zu verstehen. Auch Laktose, Cellulose und Stärken können als Füllstoffe verwendet werden. Die Wahl des Füllmittels überlässt der Verordner meist der herstellenden Apotheke. Ist ein Füllmittel auf dem Rezept angegeben, aber im Rahmen der Plausibilitätsprüfung erscheint ein anderes Füllmittel sinnvoller, darf ein Austausch grundsätzlich auch ohne ärztliche Rücksprache erfolgen. Die Arztrücksprache sollte dennoch erwogen werden, um sicherzustellen, dass die ärztliche Auswahl nicht aufgrund einer Allergie oder eines anderen erwünschten Effekts getroffen wurde.

Insbesondere bei der Verdünnung von Fertigarzneimitteln sollte bereits eine in der Tablette oder Kapsel vorkommende Substanz eingesetzt werden. Dies ermöglicht eine verkürzte Plausibilitätsprüfung, da hier Inkompatibilitäten auszuschließen sind.

Praxistipp:
Kapseln aus Tabletten: Es ist eine verkürzte Plausibilitätsprüfung möglich, wenn das Füllmittel bereits in den zur Herstellung eingesetzten Tabletten enthalten ist, da die Prüfung auf Inkompatibilitäten entfällt.

2.1.1 Mannitol und Mannitol 35

Der Zuckeralkohol Mannitol zeigt wenige Inkompatibilitäten und wird als Füllstoff in den meisten standardisierten Rezepturformeln verwendet. Ab einer Mannitol-Konzentration von fünf Prozent in einer Flüssigkeit zeigt sich ein isoosmotischer Nebeneffekt, der insbesondere bei Kindern zu Durchfällen und bei Frühgeborenen und Säuglingen mit noch nicht ausgereiftem Verdauungstrakt zu einer nekrotisierenden Enterokolitis führen kann. Hier sollte auf eine möglichst kleine Kapselhülle zurückgegriffen werden, um die Mannitolmenge zu reduzieren. Zudem sollte der Kapselinhalt für Kinder und bei der Sondengabe in ausreichend Flüssigkeit verabreicht werden, um eine Lösung mit weniger als fünf Prozent Mannitol zu erhalten.

Beispiel:
Beim Verabreichen des Inhalts einer Kapsel der Größe 1 mit 0,5 ml Füllvolumen ist bei einer Schüttdichte von 0,5 mg/ml mit einer Mannitol-Menge von maximal 250 mg zu rechnen.

Das Pulver ist also mit mehr als 5 ml Wasser zu verabreichen, um eine Konzentration unter fünf Prozent zu erreichen.

Weiterführende Informationen sind im DAC/NRF in der Vorschrift S.38. im Abschnitt „Chemische, physikalische und galenische Eigenschaften" zusammengestellt.

Der Standardfüllstoff Mannitol wird seit Herbst 2016 von der Firma Caesar und Loretz mit einer standardisierten Nominalschüttdichte von 0,5 g/ml unter dem Namen „Mannitol 35" vertrieben. Der Vorteil für die Praxis: Durch die Festlegung einer bestimmten Partikelgröße entfällt in der Apotheke das – bei der Verwendung anderer Mannitolqualitäten notwendige – aufwendige Zerkleinern bei der Herstellung des Standardfüllmittels nach der Stammzubereitung 38 des DAC/NRF. Ebenfalls ist so bei einem Chargenwechsel eine relativ gleichbleibende Schüttdichte zu erwarten, wodurch die gravimetrische Kapselfüllung vereinfacht wird.

Die Fließeigenschaften des zerkleinerten Mannitols und des Mannitols 35 sollten durch 0,5-prozentigen Zusatz von hochdispersem Siliciumdioxid optimiert werden.

Praxistipp:
Mannitol 35 und Mannitol sind chemisch identisch. Sie unterscheiden sich lediglich in der Schüttdichte. Mannitol 35 hat eine standardisierte Nominalschüttdichte von 0,5 g/ml und muss im Gegensatz zu Mannitol nicht weiter zerkleinert werden.

2.1.2 Laktose

Der Zuckeralkohol Laktose zeigt eine isoosmotische Aktivität ab einer Konzentration von etwa zehn Prozent. Laktose sollte bei genetisch bedingter Laktoseintoleranz grundsätzlich nicht eingesetzt werden. Bei einer erworbenen Laktoseintoleranz hingegen wird es meist gut vertragen, auch wenn einige Patienten dies individuell anders sehen. Im Rahmen der Complianceförderung kann hier eine Diskussion durch Vermeidung von Laktose in Rezepturarzneimitteln umgangen werden. Laktose ist nicht allen Wirkstoffen gegenüber inert und daher teilweise als Füllstoff ungeeignet oder zweite Wahl (siehe Tabelle 2).

Laktose ist mit unterschiedlichen Partikelgrößen und -formen am Markt. Hier gilt wie für jedes andere Pulver auch: Je feiner ein Pulver ist, desto schlechter sind in der Regel seine Fließeigenschaften. Daher ist ein 0,5-prozentiger Zusatz von hochdispersem Siliciumdioxid bei Verwendung feiner Ware grundsätzlich angebracht. Die besseren Fließeigenschaften gröberer Laktose gehen mit der Gefahr einer stärkeren Entmischung der Wirkstoff-Füllmittel-Verreibung einher. Dies kann in der Folge (auch wenn bei der Endkontrolle nur geringe Massenschwankungen auftreten) zu Gehaltsschwankungen des Wirkstoffs in den Kapseln führen und stellt daher keine Alternative bei der Kapselherstellung dar.

2.1.3 Mikrokristalline Cellulose (MCC)

Mikrokristalline Cellulose (MCC) ist wasserunlöslich und kann in Wasser schwerlösliche Wirkstoffe adsorbieren. Hygroskopischen Substanzen bietet MCC einen Schutz vor Feuchtigkeit. Umstritten ist, ob die unverdauliche Cellulose bei Frühchen und Neugeborenen eingesetzt werden darf. Theoretisch ist eine Pinozytose der Partikel an der Darmschleimhaut möglich.

MCC wird mit einer Partikelgröße von circa 100 µm vertrieben und kann aufgrund seiner faserförmigen Struktur in der Reibschale quasi nicht weiter zerkleinert werden. Die Schüttdichte bleibt demnach auch bei längerer Verreibung konstant. Auch hier ist ein Zusatz von hochdispersem Siliciumdioxid empfehlenswert.

2.1.4 Maisstärke

Neben seiner Hygroskopizität hat Maisstärke zudem schlechte Fließeigenschaften. Je höher die Restfeuchte in der Maisstärke, desto schlechter ist das Fließverhalten zu erwarten.

Der Zusatz eines Fließregulierers ist hier dringend anzuraten, um eine gleichmäßige Befüllung der Kapseln zu ermöglichen. Hochdisperses Siliciumdioxid hat wasserbindende Eigenschaften und federt so zudem die Hygroskopizität ab. Maisstärke ist glutenfrei. Aufgrund seines pflanzlichen Ursprungs kann die mikrobiologische Belastung jedoch erhöht sein. Eine Kontrolle des Analysenzertifikats auf mikrobiologische Verunreinigungen ist daher bei der Eingangskontrolle zwingend.

2.2 Fließregulierungsmittel

Hochdisperses Siliciumdioxid und Magnesiumstearat gehören zu den standardmäßig verwendeten Fließregulierungsmitteln bei der Herstellung fester Arzneiformen. Das Magnesiumsalz der Fettsäure Stearin – Magnesiumstearat – findet sich häufig in der Liste der Inhaltsstoffe von Tabletten. Hier verhindert es durch seine fettende Eigenschaft zusätzlich, dass die Tabletten bei der Produktion an den Presswerkzeugen kleben bleiben. In der Kapselfüllung spielt es hingegen eine untergeordnete Rolle.

2.2.1 Hochdisperses Siliciumdioxid

Die unter dem Handelsnamen Aerosil® vertriebene Kieselsäure hat eine sehr große spezifische Oberfläche von 200 m^2/g und legt sich wie ein Film über die Pulverpartikel. Hochdisperses Siliciumdioxid kann eine große Menge Wasser binden und sorgt aufgrund seiner Partikeleigenschaften dafür, dass die mit Siliciumdioxid ummantelten Pulverpartikel leichter aneinander vorbei gleiten. Dies hat ein besseres Fließverhalten des Pulvers und weniger Lufteinschlüsse in den Kapseln zur Folge. Somit entsteht ein gleichmäßigeres Produkt. Ein Zusatz von 0,5 Prozent hochdispersem Siliciumdioxid ist Standard und kann auch ohne ärztliche Anordnung sowohl zu jedem Füllstoff als auch zu den Wirkstoffen gegeben werden. Letzteres ist meist nur bei größeren Wirkstoffmengen notwendig. Bei geringen Wirkstoffmengen genügt der Anteil an hochdispersem Siliciumdioxid im Füllmittel zur Fließregulierung. Eine Benennung aller Zusätze auf dem Etikett muss mindestens nach der Art erfolgen. Eine Mengenangabe ist nicht erforderlich.

Praxistipp:
- Siliciumdioxid ist ein Fließregulierungsmittel und schützt hygroskopische Substanzen vor Feuchtigkeit.
- Siliciumdioxid darf sowohl zum Wirkstoff als auch zum Füllstoff selbstständig zugesetzt werden.
- Die übliche zugesetzte Menge beträgt 0,5 Prozent und kann auf bis zu zwei Prozent angehoben werden.
- Eine Erlaubnis des Verordners für den Zusatz von hochdispersem Siliciumdioxid ist nicht notwendig.
- Eine Deklaration auf dem Etikett muss erfolgen.

2.3 Mannitol-Siliciumdioxid-Füllmittel, NRF S.38.

Einige Hilfsstofflieferanten bieten das Füllmittel nach NRF S.38. als Halbfertigware zum Einkauf an. Aufgrund der Lagerungszeit und der Transportstrapazen ist hier mit einer Entmischung des Pulvers zu rechnen. Eine Homogenisierung in der Apotheke vor der Verwendung ist daher obligatorisch und sollte auch bei der als Defekturarzneimittel in der Apotheke angefertigten NRF-Stammzubereitung S.38. regelmäßig vor jeder Kapselherstellung erfolgen.

2.3.1 Eigenherstellung

Die Eigenherstellung in Form eines Defekturarzneimittels oder als Rezepturvorbereitung ist im DAC/NRF schrittweise erklärt. In der Fassung 2016/2 sind einige Änderungen eingeführt worden, die in der Fassung 2017/1 modifiziert wurden und im Folgenden beschrieben und berücksichtigt werden. Grundsätzlich sollte immer die aktuelle Fassung des DAC/NRF in der Rezeptur zu Rate gezogen werden.

Aufgrund der zu erwartenden Staubentwicklung bei der Mischung von Pulvern sollte – unabhängig von der Gefährdungseinstufung der zu verarbeitenden Stoffe – eine Feinstaubmaske (FFP2) getragen werden. Um die Kontamination anderer Rezepturen zu vermeiden und den Eigenschutz zu erhöhen, empfiehlt sich die Herstellung des Füllmittels sowie der Kapseln unter dem ausgeschalteten Abzug (geschlossener Raum). Nach Beendigung der Herstellung kann so durch Anschalten des Abzugs der entstandenen Feinstaub abgesaugt werden.

Bei der Herstellung der NRF S.38. ist es unerheblich, ob der Ansatz exakt 100 Gramm beträgt oder ein größerer beziehungsweise kleinerer Ansatz hergestellt wird. Auch eine Herstellung in mehreren Portionen innerhalb eines Tages ist möglich, wenn bei den Ausgangsstoffen kein Chargenwechsel stattfindet und der gesamte Füllmittelansatz abschließend zusammengeführt wird. Entsprechend entfällt eine Zwischenreinigung der Arbeitsgeräte.

Tabelle 3 fasst die Schritte zur Herstellung der Stammzubereitung „NRF S.38." nach DAC/ NRF zusammen.

Herstellungsschritt	Erklärung/ Tipp
1. Abwiegen beider Bestandteile: 99,5 % Mannitol 0,5 % Siliciumdioxid	Getrennt voneinander z. B. auf antistatischen Kunststoffwägeschalen.
2. Vorlage des Siliciumdioxids in einer glatten Schale	Z. B. Edelstahl. Ausreichende Größe wählen, um ein Mischen ohne „überschwappen" zu ermöglichen. Luftzüge und hastige Bewegungen vermeiden.
3. Zugabe der ca. 2,5-fachen Menge Mannitol	Dem Volumen nach: Dies kann optisch abgeschätzt werden.
4. 2x für je 30 Sekunden verreiben, dazwischen und abschließend abschaben (bei negativer Inprozessprüfung: Schritt 4 wiederholen)	Langsam mit dem Mischen beginnen, um das Aufstauben des Siliciumdioxids zu vermeiden. Inprozesskontrolle: weiße gleichmäßige Pulvermischung ohne Aufschwimmen von Klümpchen > 1 mm Siliciumdioxid schwimmt durch den Müsli-Effekt bei leichtem Aufstampfen des Mischgefäßes auf dem Pulver auf, wenn noch Agglomerate vorhanden sind.
5. Zugabe des restlichen Mannitols und wiederholen von Schritt 4 (bei negativer Inprozessprüfung: Schritt 4 wiederholen)	Siehe Schritt 4
6. Durchführung der DAC-Probe 21	

Tab. 3: Herstellung der Stammzubereitung Mannitol-Siliciumdioxid-Füllmittel (NRF S.38.) nach DAC/NRF

Erfahrungsgemäß sind 2-mal 30 Sekunden Mischzeit sehr wenig. In vielen Fällen wird ein längeres Mischen mit Zerdrücken der Siliciumdioxid-Agglomerate am Schalenrand erforderlich sein, bis das Ergebnis der Inprozesskontrolle entspricht. Daher ist die Inprozesskontrolle besonders sorgfältig und gewissenhaft durchzuführen und die Qualität der Pulvermischung sehr kritisch zu beurteilen.

Vorhandene Siliciumdioxid-Agglomerate lassen ein schlechteres Fließverhalten des Pulvers erwarten und können zudem in der Folge durch Lufteinschlüsse und durch die Inhomogenität der Pulvermischung zu Gewichts- sowie noch stärker ausgeprägten Gehaltsschwankungen der Kapseln führen.

Die Füllmittelherstellung aus anderen Füllstoffen kann analog erfolgen. Die Soll-Ergebnisse der DAC-Probe 21 können jedoch hierbei nicht angenommen werden. Ein Zielwert ist für jede Füllmittelkombination experimentell zu ermitteln und anschließend in der Prüfanweisung festzulegen.

2.3.2 DAC-Probe 21

Die DAC-Probe 21 „Prozessbegleitende Bestimmung der Schüttdichte *D* von Füllmitteln" beruht auf der Methode 1 der Monographie „2.9.34 Schütt- und Stampfdichte von Pulvern" des Europäischen Arzneibuches.

Für die richtige Bewertung der Ergebnisse kann es erforderlich sein, diese Prüfung mehrfach durchzuführen. Das zur Prüfung herangezogene Pulver darf dem Ansatz zurückgeführt und muss nicht entsorgt werden.

Benötigt werden analog zur DAC-Vorschrift folgende Geräte:

- 25 ml Messzylinder nach DIN EN ISO 4788:2005, hohe Form mit Ausguss, Bauform 1a, Genauigkeitsklasse A mit einer 0,5 ml Skalierung
- Pulvertrichter aus Polypropylen mit 12-16 mm Außendurchmesser, 10-14 mm Innendurchmesser
- Rezepturwaage
- Zusätzliche sinnvolle Geräte: Löffel, ggf. eine Taschenlampe.

Das in Tabelle 4 beschriebene Vorgehen folgt den Vorgaben der DAC-Probe 21, ist jedoch an einigen Stellen aus Gründen der Praktikabilität ergänzt, abgewandelt und mit Tipps versehen worden.

Prüfschritte	Erklärung/ Tipp
1. Aufsetzen des Messzylinders auf die Waage, Gewicht notieren und Tarieren	Messzylinder Skalierung nach vorne zeigend auf die Waage aufsetzen.
2. Aufsetzen des Pulvertrichters und notieren des Gewichts und/oder tarieren	Hierzu den Zylinder kurz von der Waage herunternehmen. Messzylinder wieder auf der Waage platzieren. Ab jetzt dürfen weder Messzylinder noch Trichter berührt oder bewegt werden.
3. Einfüllen von 10,0 g bis 10,5 g Füllmittel mit einem Löffel	Kleine Portionen kreisend (von allen Seiten) auf den Trichter rieseln lassen. Bei versehentlichen Berührungen oder Erschütterungen ist von vorne zu beginnen. Die Menge sollte zwischen 10,0 g und 10,5 g liegen. Keiner dieser Werte muss exakt eingehalten werden, da später ein abschließendes Wiegen erfolgt.
4. Volumen in Millilitern ablesen	Den Messzylinder dabei nicht berühren! Zum leichteren Ablesen hierbei gegebenenfalls mit der Taschenlampe durch den Messzylinder leuchten. Ist der Pulverhaufen schief, werden der obere und der untere Wert abgelesen und daraus der Mittelwert gebildet oder das Volumen wird näherungsweise geschätzt.

Prüfschritte	Erklärung/ Tipp
5. Pulvertrichter vorsichtig abnehmen	Beide Geräte dürfen wieder berührt werden. Beim Abnehmen des Trichters sollte darin liegendes Pulver nicht in den Zylinder rutschen, ansonsten ist mit der Prüfung von vorne zu beginnen. Daher wird zum Abnehmen des Trichters der Zylinder möglichst schräg gehalten.
6. Gewicht des Pulvers auf zwei Kommastellen genau ermitteln. Es muss zwischen 9,50 g und 10,50 g liegen.	Die Wägung muss ohne Pulvertrichter erfolgen. (Dort anhaftendes Pulver würde das Ergebnis verfälschen, weil es in der Volumenbestimmung nicht berücksichtigt wurde.) Ist ab Schritt 3 im Zuwaagemodus gearbeitet worden (das Gewicht des Trichters also nicht tariert worden), zeigt die Waage hier bereits das Ergebnis an.
7. Berechnung der Schüttdichte und Vergleich mit dem Zielwert von 0,475 g/ml bis 0,575 g/ml	Beispiel: 10,00 g Pulver gewogen 20 ml durchschnittliches Volumen abgelesen D = m/V D = 10,00 g/20 ml D = 0,50 g/ml
8. Deklaration: von 0,475 g/ml bis 0,525 g/ml: 0,50 g/ml von 0,526 g/ml bis 0,575 g/ml: 0,55 g/ml	Die Angabe der Nennschüttdichte auf dem Gefäß orientiert sich am Ergebnis der Probe und gibt einen Näherungswert an.

Tab. 4: Durchführung der Prüfung analog zur DAC-Probe 21 für Mengen bis 200 g, Stand DAC/NRF 2016/2

Wie das Volumen bei schräg eingefülltem Pulver am Messzylinder abzulesen ist (Schritt 4 in Tabelle 4), zeigt Abbildung 2.

Der obere Pulverrand liegt bei 21,5 ml, als unterer Wert wird 19 ml abgelesen.

(21,5 ml + 19 ml) / 2 = 20,25 ml

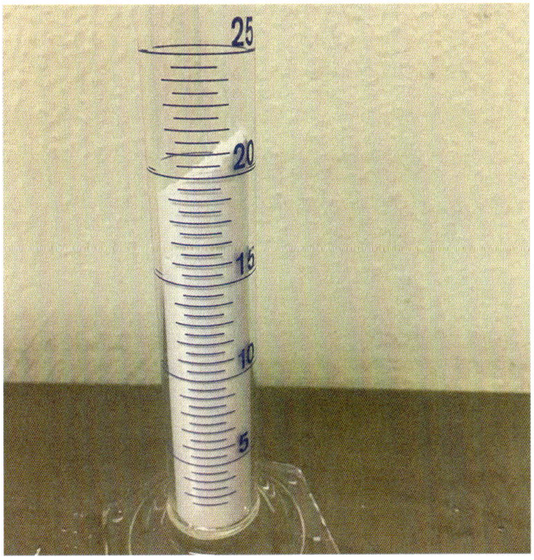

Abb. 2: Messzylinder mit schräg eingefülltem Pulver.
Foto: © Julia Potschadel

Tabelle 5 listet beispielhaft auf, auf welchen Wegen die Pulvermassen jeweils ermittelt werden können.

Arbeitsschritt	Angenommenes Gewicht	Anzeige der Waage ohne Tarieren	Anzeige der Waage mit Tarieren des Messzylinders
Aufsetzen des Zylinders	30,20 g	30,20 g	0,00 g
Aufsetzen des Trichters	4,80 g	35,00 g	4,80 g
Einfüllen des Pulvers	10,5 g	45,50 g	15,30 g
Abnehmen des Trichters mit anhaftendem Pulverrückstand	5,30 g	40,20 g	10,00 g

Tab. 5: Beispiele der Pulvermassenberechnungsmöglichkeiten

Bei der Ermittlung der Pulvermasse für die Variante ohne Tarieren ergibt sich

40,20 g	– 30,20 g	= 10,00 g
(gefüllter Zylinder)	(leerer Zylinder)	Pulver

2.3.3 Berechnung der Schüttdichte

Die Schüttdichte ist das Verhältnis aus der Masse eines Stoffes zu seinem Volumen. Mit anderen Worten: Die Schüttdichte gibt an, wieviel Platz oder Raum eine bestimmte Menge eines Stoffes benötigt. Zur Bestimmung der Schüttdichte wird eine bestimmte gewogene Masse durch das dazugehörige ermittelte Volumen geteilt. Die Masse kann zuvor festgelegt und dann volumetrisch vermessen werden, wie es bei der Pulverdichtebestimmung üblich ist. Alternativ kann ein bestimmtes Volumen abgemessen und dieses im Anschluss ausgewogen werden, wie bei der pyknometrischen Dichtebestimmung einer Flüssigkeit üblich. Die DAC-Probe 21 ist eine Abwandlung der ersten Variante. Alternativ dazu kann in einem tarierten 25-ml-Messzylinder bei einer erwarteten Schüttdichte von 0,5 g/ml ein Volumen zwischen 20 Millilitern und 22 Millilitern eingefüllt und anschließend gewogen werden. Die Masse ist dann zwischen zehn und elf Gramm zu erwarten, wenn die angenommene Dichte vorliegt.

Merke:
D = m/V
D = Dichte in g/ml oder g/cm^3
m = Masse in g
V = Volumen in ml
Beispiel: 10 g / 20 ml = 0,5 g/ml

2.3.4 Pulvermischungen als Defekturarzneimittel

Defekturarzneimittel sind je nach ermittelter Risikoklassifizierung gesondert zu prüfen und freizugeben. Hierzu ist eine Prüfanweisung von der Apothekenleitung zu erstellen und bei jeder Herstellung ein dazugehöriges Prüfprotokoll anzufertigen. Neben der DAC-Probe 21 und der Erfassung der Wägeergebnisse sowie der Rückstände auf den Wägegefäßen, ist die Mischgüte des Füllmittels hier ein aussagekräftiges Qualitätsmerkmal.

Bei der Herstellung einer Pulvermischung als Defekturarzneimittel ist beispielsweise eine abschließende Siebung der Pulvermischung durch ein 180 µm oder 125 µm Sieb zu erwägen, sodass größere nicht entdeckte Agglomerate detektiert und zerstört werden können.

Die DAC-Probe 21 sollte bei der Herstellung im Defekturmaßstab mehrfach (z. B. dreimal) erfolgen und ein Mittelwert der Dichtebestimmungen errechnet werden.

Wird der Ansatz als Defekturarzneimittel abgefasst, ist die ermittelte Schüttdichte auf dem Standgefäß anzugeben.

2.3.5 Aufbrauchfristen auf Vorrat hergestellter Füllmittel

Das Füllmittel erhält, sofern alle Ausgangsstoffe eine ausreichend lange Laufzeit beziehungsweise hohe Stabilität aufweisen, eine Weiterverarbeitungsfrist von einem Jahr. Das heißt, bis zum letzten Tag der Weiterverarbeitungsfrist kann es zur Kapselherstellung eingesetzt werden. Die Aufbrauchfrist der Kapseln für den Patienten schließt sich an das Herstellungsdatum der Kapseln an und darf das Ende der Weiterverarbeitungsfrist überschreiten. Ob die Laufzeiten der jeweiligen Ausgangsstoffe überschritten werden sollen, ist von Fall zu Fall in der Apotheke zu entscheiden und vom Apothekenleiter zu verantworten. Der Lieferant der Ausgangsware gewährleistet die gleichbleibend hohe Qualität der Substanz nur bei sachgerechter Lagerung und ungeöffneten Gebinden. Nach dem Öffnen liegt die Verantwortung bei der Apotheke und wird von verschiedenen Faktoren beeinflusst.

2.3.6 Bedeutung der Schüttdichte

Die Schüttdichte ist eine charakteristische Größe eines Pulvers und direkt abhängig von der Korngröße und -form. Die Korngröße kann von Charge zu Charge einer Substanz variieren und ist meist in der Spezifikation der Hersteller nicht festgelegt. Das Europäische Arzneibuch gibt, mit wenigen Ausnahmen, ebenfalls keine Korngrößen vor. Bei einem Chargen-, Lieferanten- oder Herstellerwechsel kann es also deutliche Unterschiede bezüglich der durchschnittlichen Korngröße und damit der Schüttdichte geben. Ein Beispiel: Vergleichen wir Kandiszucker, Haushaltszucker und Puderzucker (Abbildung 3):

100 ml Puderzucker	≈ 50 g	Schüttdichte	≈ 0,50 g/ml
100 ml Kristallzucker	≈ 75 g	Schüttdichte	≈ 0,75 g/ml
100 ml Kandiszucker	≈ 150 g	Schüttdichte	≈ 1,5 g/ml

Alle drei können grundsätzlich zeitgleich den Vorgaben des Europäischen Arzneibuches für Saccharose entsprechen, weisen aber völlig unterschiedliche Pulvereigenschaften (Größe, Form, Fließverhalten, Volumen) auf. Je feiner das Pulver ist, desto größer wird seine spezifische Oberfläche. Je größer die spezifische Oberfläche, desto mehr potentielle Wechselwirkungen (mehr Bindungsstellen, elektrostatische Aufladung) sind vorhanden. Das Volumen nimmt zu (Lufteinschlüsse) und das Fließverhalten nimmt ab. Je größer das Volumen im Vergleich zur Masse ist, desto kleiner ist die zugehörige Schüttdichte [21].

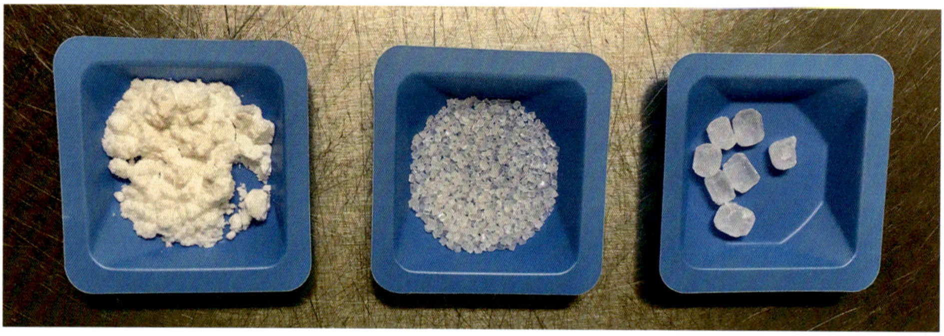

Abb. 3: Volumen von jeweils 1 g Puderzucker, Kristallzucker und Kandiszucker. Foto: © Julia Potschadel

2.3.7 Nennvolumen und Nennmasse

Die Schüttdichte eines Pulvers ist zudem eine wichtige Größe für die gravimetrische Befüllung von Kapseln. Nur wenn die Schüttdichte eines Pulvers bekannt ist oder experimentell ermittelt wurde, kann die zur vollständigen Füllung der Kapselunterteile benötigte Masse ausgerechnet werden. Hierzu wird als zweite Größe das Nennvolumen (im DAC/NRF auch Kalibriervolumen genannt) der Kapseln benötigt, welches genormt und daher bekannt ist (siehe Tabelle 1).

Beispiele:
Berechnung der Nennmasse über D = m/V, m = D*V

Kapselgröße 1, Nennvolumen 0,50 ml
Füllmittel S.38., angenommene Schüttdichte der Charge **0,50 g/ml**
0,50 g/ml * 0,50 ml = 0,250 g

Kapselgröße 1, Nennvolumen 0,50 ml
Füllmittel S.38., angenommene Schüttdichte der Charge **0,55 g/ml**
0,55 g/ml * 0,5 ml = 0,275 g

DAC/NRF gibt für die Kapselgröße 1 bei Verwendung des Mannitol-Siliciumdioxid-Füllmittels NRF S.38. eine Nennmasse von 0,245 g an. Wird die Nennmasse mit der Anzahl der herzustellenden Kapseln multipliziert, ergibt sich die Gesamtmasse des Rezepturansatzes.

Grundsätzlich kann die Nennmasse auch experimentell ermittelt und festgelegt werden. Hierzu werden die leeren Kapseln gewogen, anschließend mit dem Füllmittel vollständig befüllt und erneut gewogen. Die Differenz aus vollen und leeren Kapseln ergibt die Gesamtmasse des Rezepturansatzes. Diese Masse geteilt durch die Anzahl herzustellender Kapseln ergibt die Nennmasse. Oftmals führt diese Methode zu den geeigneteren Ergebnissen, da das Ergebnis von den eingesetzten Substanzen direkt abhängt.

Wie bereits im vorangegangenen Kapitel „2.3.7 Nennvolumen und Nennmasse" beschrieben, beeinflussen verschiedene Faktoren wie die Wirkstoffeigenschaften und die Luftfeuchte die Eigenschaften eines Pulvers, also auch das Nennvolumen und die Nennmasse. Eine experimentelle Bestimmung und anschließende Protokollierung der Schüttdichte pro Füllmittelcharge, Wirkstoffcharge (bei größeren Wirkstoffmengen) beziehungsweise deren Mischung ist daher ratsam. Bei Abweichungen von der vorangegangenen Charge kann so die zu wiegende Masse, ohne Überraschungen und erneutes Ausprobieren, näherungsweise rechnerisch korrigiert werden.

2.3.8 Einfluss von Siliciumdioxid auf die Nennmasse und die Schüttdichte

Durch die Verbesserung der Fließeigenschaften und die Verringerung der Lufteinschlüsse durch den Zusatz von Siliciumdioxid ist davon auszugehen, dass eine größere Masse des Pulvers in die Kapseln passt, als ohne den Zusatz. Ist mehr Pulver in den Kapselböden, erhöht sich demnach die Nennmasse. Da sich das Volumen der Kapselböden aber nicht verändert hat, hat sich die Schüttdichte vergrößert.

Wird bei einer siliciumdioxidfreien Rezepturformel Siliciumdioxid zugesetzt, macht sich dies besonders bemerkbar, da hier die in der Herstellungsanweisung ohne Siliciumdioxid festgelegten Massen erhöht werden müssen, um die Kapselunterteile vollständig zu befüllen. Ebenfalls ist mit Siliciumdioxidzuschlag davon auszugehen, dass das Pulver gleichmäßiger auf die Kapseln verteilt werden kann und so homogenere Dosierungen entstehen.

2.3.9 Korngröße und Entmischungstendenzen

Sowohl für die Herstellung des Füllmittels als auch für die Herstellung der Wirkstoff-Füllmittelmischung ist zu beachten, dass die eingesetzten Korngrößen der Pulver zum Zeitpunkt des Mischens ähnlich groß sein müssen. Eine Ausnahme stellt hier das sehr feine Siliciumdioxid dar. Nur gleichgroße Pulverpartikel können ausreichend homogen gemischt werden und weisen eine ausreichende Stabilität der Mischung auf. Je größer der Unterschied in der Korngröße ist, desto schneller und leichter entmischen sich Pulver. Hierbei schwimmen durch den Müslieffekt die größeren Partikel beziehungsweise Agglomerate auf den feineren auf. Um die Gleichförmigkeit der Masse aller Kapseln zu gewährleisten, müssen gegebenenfalls die Substanzen nach grober Vorwägung zerkleinert und gesiebt sowie anschließend fein eingewogen werden. Nach Lagerung sollte direkt vor der Verwendung jede Pulvermischung nochmals gemischt beziehungsweise homogenisiert werden [21].

3 Wirkstoffe

Die Eigenschaften des Wirkstoffs (Korngröße, -form, Schüttdichte und anderes mehr) beeinflussen die Eigenschaften des zu verarbeitenden Haufwerks unterschiedlich stark. Je höher der Anteil des Wirkstoffs in der Mischung, desto stärker ist der Einfluss der Wirkstoffpartikel auf die Rezeptur. In Kapitel „1.3 Inkompatibilitäten" sind bereits einige mögliche Wechselwirkungen benannt worden, die zum Qualitätsverlust des fertigen Produkts führen können. In diesem Kapitel liegt der Schwerpunkt auf den Eigenschaften, die die Verarbeitbarkeit des Pulvers während der Herstellung und die davon abhängende Dosiergenauigkeit beeinflussen sowie auf der zu verwendenden Wirkstoffqualität.

Für eine hohe Dosiergenauigkeit ist es unerlässlich, sich über die Qualität des eingesetzten Wirkstoffs Gedanken zu machen. Hierbei ist es zwingend erforderlich, dass ausschließlich arzneibuchkonforme Ware mit Prüfzertifikat, aus dem die GMP-konforme Herstellung hervorgeht, eingesetzt wird. Die Korngröße der Substanz ist nur in wenigen Fällen durch das Europäische Arzneibuch vorgegeben und kann daher von Seiten des Herstellers frei gewählt werden und sogar von Charge zu Charge variieren. Hier ist es sinnvoll, vor der Bestellung zu erfragen, ob auch mikronisierte oder gemahlene Ware erhältlich ist, um ein lästiges Zerkleinern und Sieben vor der Kapselherstellung zu vermeiden. Dies spart Zeit und Geld und es erhöht den Arbeitsschutz der Herstellenden, da beim Zerkleinern und Sieben mit einer starken Staubentwicklung zu rechnen ist.

Vor der Herstellung und teilweise vor der Bestellung sollten allerdings weitere Grundüberlegungen erfolgen, die im Folgenden erläutert werden.

3.1 Interpretation der Verordnung

Liegt eine Verordnung vor, sind im Rahmen der Plausibilitätsprüfung verschiedene Fragen zu beantworten. Die wichtigsten Fragen sollen nun anhand der in Abbildung 4 gezeigten Musterverordnung erläutert werden.

Ist die Rezepturformel vollständig?

Im Hinblick auf die gesetzlichen Vorgaben: ja. Die Verordnung ist eindeutig und eine Gebrauchsanweisung ist ebenfalls vorhanden. In dem vorliegenden Fall sollte die Gebrauchsanweisung durch die Apotheke an das Alter des Patienten angepasst werden. Die Kapseln müssen geöffnet und der Inhalt suspendiert verabreicht werden. Eine Vorgabe des zu verwendenden Hilfsstoffs gibt es in diesem Beispiel nicht. Daher kann die Apotheke hier, unter Berücksichtigung möglicher Inkompatibilitäten, frei wählen.

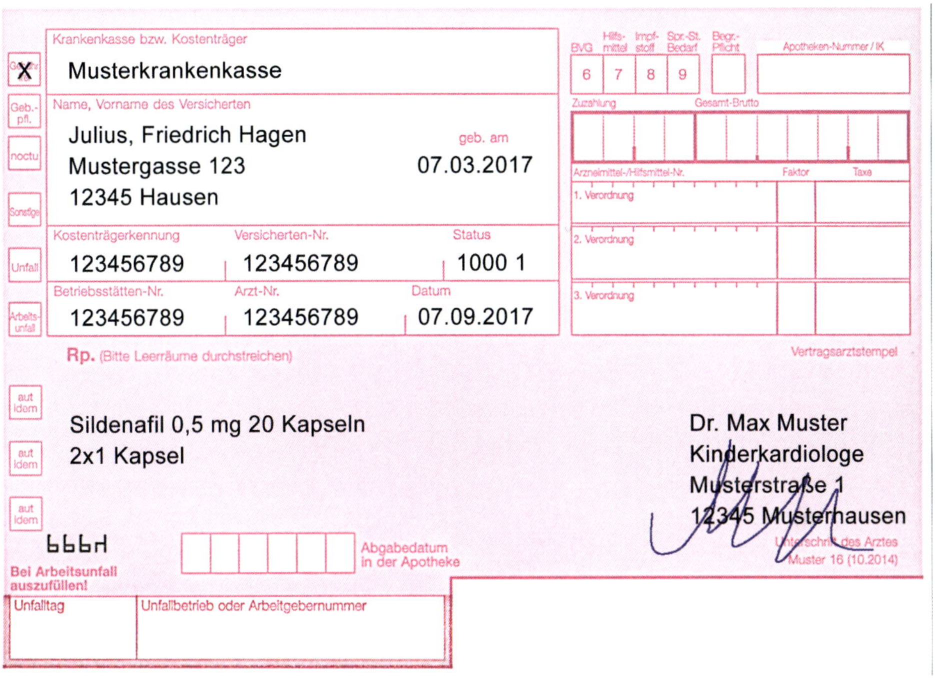
Krankenkasse bzw. Kostenträger
X Musterkrankenkasse
Geb.-pfl.
noctu
Sonstige
Unfall
Arbeitsunfall
Name, Vorname des Versicherten
Julius, Friedrich Hagen
Mustergasse 123
12345 Hausen
geb. am 07.03.2017
Kostenträgerkennung 123456789
Versicherten-Nr. 123456789
Status 1000 1
Betriebsstätten-Nr. 123456789
Arzt-Nr. 123456789
Datum 07.09.2017
BVG | Hilfsmittel | Impfstoff | Spr.-St. Bedarf | Begr.-Pflicht | Apotheken-Nummer / IK
6 | 7 | 8 | 9
Zuzahlung | Gesamt-Brutto
Arzneimittel-/Hilfsmittel-Nr. | Faktor | Taxe
1. Verordnung
2. Verordnung
3. Verordnung
Rp. (Bitte Leerräume durchstreichen)
Vertragsarztstempel
aut idem
aut idem
aut idem
Sildenafil 0,5 mg 20 Kapseln
2x1 Kapsel
Dr. Max Muster
Kinderkardiologe
Musterstraße 1
12345 Musterhausen
Abgabedatum in der Apotheke
Unterschrift des Arztes
Muster 16 (10.2014)
Bei Arbeitsunfall auszufüllen!
Unfalltag | Unfallbetrieb oder Arbeitgebernummer

Abb. 4: Musterverordnung für ein sechs Monate altes Kind

Entscheidend für die Hilfsstoffwahl ist die Klärung der Frage, ob Reinsubstanz oder Tabletten zur Herstellung eingesetzt werden. Im letzteren Fall müssen die Hilfsstoffe der eingesetzten Tabletten im Rahmen der Plausibilitätsprüfung ebenfalls beurteilt werden.

Liegt ein erkennbarer Irrtum in Hinblick auf Patient, Dosierung und Wahl des Wirkstoffs vor? Ist die Darreichungsform hier sinnvoll?

Es sind keine Irrtümer erkennbar. Der Spezialist hat hier den Wirkstoff für Kinder in einer sinnvollen Dosierung für dieses Alter und grundsätzlich eine passende Arzneiform gewählt. Die Kapseln gelten hier als abgeteilte Pulver. Alternativ zu den Kapseln wäre eine Suspension ebenfalls als geeignete Arzneiform denkbar.

Im Rahmen der Herstellungsanweisung ist neben der Herstellungstechnik eine Kapselgröße festzulegen. Durchsichtige Kapseln der Größe 3 sind hier den Kapseln der Größe 1 aufgrund der sehr niedrigen Wirkstoffmenge und der möglichen unerwünschten Wirkungen des Füllstoffes vorzuziehen, sofern diese Kapseln gleichmäßig befüllt werden können.

Hat der Wirkstoff hygroskopische Eigenschaften und wieviel Wirkstoff wird eingesetzt?

Bei der hier vorgegebenen geringen Dosierung ist das im Standardfüllmittel vorhandene Siliciumdioxid ausreichend, um den Wirkstoff einerseits vor Feuchtigkeit zu schützen und andererseits seine Fließeigenschaften zu optimieren. Bei einer größeren Wirkstoffmenge kann ein

Zusatz von 0,5 Prozent des Wirkstoffanteils an Siliciumdioxid sinnvoll sein und darf von der Apotheke ohne ärztliche Rücksprache selbstständig festgelegt werden.

Kann die benötigte Wirkstoffmenge auf ein Prozent genau abgewogen werden?
Die Anzahl herzustellender Kapseln multipliziert mit der Dosis pro Kapsel ergibt die Gesamtmasse des einzuwiegenden Wirkstoffs. In unserem Bespiel sind das zehn Milligramm:

0,5 mg x 20 Stück = 10 mg

Das führt beim Arbeiten aus Reinsubstanz zur nächsten kritischen Frage, denn diese Menge ist zum Abwiegen auf der Analysenwaage extrem wenig. Mit zehn Milligramm wird gerade eben die Mindestlast der Waage, unter der nie gewogen werden darf, erreicht. Aber auf ein Prozent genau einzuwiegen, wie es DAC/NRF fordert, ist nicht möglich. Hierzu wäre eine Waage mit fünf Nachkommastellen erforderlich.

Eine Möglichkeit wäre es, einen größeren Ansatz herzustellen. Je größer der Ansatz ist, desto stärker relativiert sich der unvermeidbare Wägefehler. Der Überschuss ist dann zu verwerfen, sofern keine Defektur angelegt wurde. Alternativ könnte mit dem Arzt die Verordnung einer größeren Menge Kapseln abgeklärt werden.

Eine weitere Möglichkeit ist die Verwendung einer im Rahmen der Defekturherstellung selbst produzierten Stammverreibung oder eines zugekauften Rezepturkonzentrats. Auch die Verwendung eines Fertigarzneimittels umgeht das Problem der Wägeungenauigkeit, schafft aber neue Schwierigkeiten, die im Kapitel „3.6 Kapseln aus Tabletten" erläutert werden.

Welche Herstellungstechnik ist geeignet?
Auch im Hinblick auf die Herstellungstechnik gibt es verschiedene Ansätze. Zudem muss der einzusetzende Wirkstoff gewählt und genau berechnet werden. DAC/NRF empfiehlt bei weniger als zwei Prozent Wirkstoffgehalt pro Kapsel zurzeit noch die Lösemethode, welche in der Praxis schwierig umzusetzen ist und zukünftig wahrscheinlich durch eine angepasste gravimetrische Methode abgelöst werden wird. Eine Standardisierung für Sildenafil mit der Lösemethode gibt es nicht. Die Kapselfüllmethode B des DAC/NRF, für die verhältnismäßig viele Geräte benötigt werden und die mehrere Umfüllschritte beinhaltet, ist hier ebenfalls kritisch zu betrachten: Sildenafilcitrat weist während der Herstellung eine große „Fluchttendenz" auf und haftet gerne an den Arbeitsgeräten an, anstatt sich in die Kapselunterteile füllen zu lassen.

Sinnvoll erscheint demnach die gravimetrische Methode oder die Ergänzungsmethode mit anschließender Festlegung der benötigten Massen in der Herstellanweisung für weitere Herstellungen, da hier weniger Geräte eingesetzt werden können als bei der volumetrischen Kapselherstellung. Weniger verwendete Geräte bedeuten weniger Oberflächen, an denen der Wirkstoff anhaften und verloren gehen kann. Zu überlegen ist ebenfalls, welche Art Kapselbrett verwendet werden soll. Es muss auch festgelegt werden, ob die Platte, auf der eingestrichen wird, ebenso wie weitere Oberflächen der Arbeitsgeräte vor der eigentlichen Herstellung einmal mit Füllmittel „gespült" werden. So sind die Oberflächen bereits mit Pulver belegt und der mögliche Wirkstoffverlust wird reduziert.

Zu beachten ist ebenfalls, dass die Verwendung eines Wirkstoffkonzentrats oder Fertigarzneimittels grundsätzlich zu einem Wechsel der Herstellungstechnik führen kann.

In Kapitel „4 Herstellung" werden die unterschiedlichen Methoden erläutert sowie mit Vor- und Nachteilen gegenübergestellt.

3.2 Verwendung von freier Base oder Salz

Von entscheidender Bedeutung ist die Wahl der Wirkstoffart, denn die gleiche Masse von Salz und freier Base entspricht nicht der gleichen Dosis der Wirkform. Das im Beispiel verordnete Sildenafil wird üblicherweise als Sildenafilcitrat vertrieben und verarbeitet. Eine essentielle Information ist daher, ob dies bei der Verordnung berücksichtigt wurde und auf welcher Basis die Einstellung der Dosis erfolgte – sprich: worauf sich die bisher herstellende Apotheke oder der Verordner bezogen hat. Die Vorlage eines Etiketts ist daher wünschenswert, sofern in der bis dahin herstellenden Apotheke eine eindeutige Deklaration erfolgte.

Wichtig ist ebenfalls, ob der Reinstoff oder ein verdünntes Fertigarzneimittel verwendet wurde. Im Hinblick auf die Therapiesicherheit lohnt sich hier häufig ein Anruf bei den Kollegen.

3.3 Wirkstoffwahl und Therapiesicherheit

Das sildenafilhaltige Fertigarzneimittel Revatio® 20 mg enthält 28,1 mg Sildenafilcitrat. Sildenafilcitrat ist also bei gleichem Wirkstoffgehalt rund 1,4-mal schwerer als Sildenafil.

Auf dem Etikett sollten daher zum Ausschluss von Verwechslungen beide Angaben stehen. Für unser Beispiel bedeutet dies: Eine Kapsel enthält: 0,5 mg Sildenafil (= 0,7 mg Sildenafilcitrat) oder umgekehrt: Eine Kapsel enthält 0,7 mg Sildenfilcitrat (= 0,5 mg Sildenafil).

Genau andersherum verhält es sich bei Propranolol: Dociton® 10 mg enthält 10 mg Propranololhydrochlorid. Dies entspricht 8,77 mg der freien Base Propranolol. Hier wird also in der Namensgebung des Fertigarzneimittels, anders als beim Sildenafil, die Menge des verwendeten Salzes angegeben.

Berechnet werden kann die Wirkstoffmenge des Salzes mit den jeweiligen Molmassen (MM):

MM Propranolol: 259,34 g/mol
MM Propranololhydrochlorid: 295,80 g/mol
259,34 g/mol / 295,80 g/mol = 0,877
10 mg * 0,877 = 8,77 mg

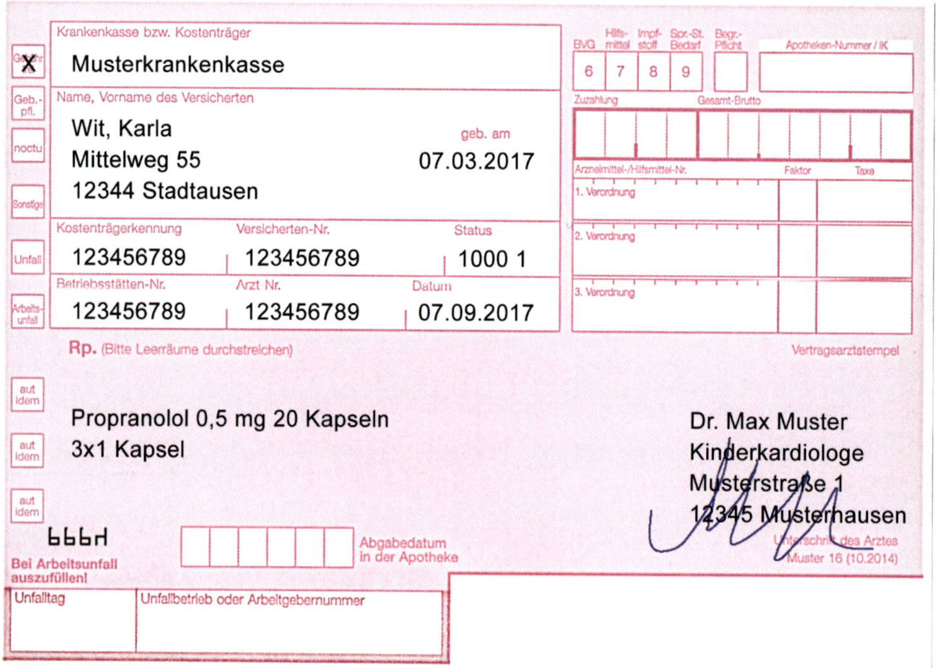

Krankenkasse bzw. Kostenträger
Musterkrankenkasse
Name, Vorname des Versicherten
Wit, Karla
Mittelweg 55
12344 Stadtausen
geb. am 07.03.2017
Kostenträgerkennung 123456789
Versicherten-Nr. 123456789
Status 1000 1
Betriebsstätten-Nr. 123456789
Arzt Nr. 123456789
Datum 07.09.2017
BVG | Hilfsmittel | Impfstoff | Spr.-St. Bedarf | Begr.-Pflicht | Apotheken-Nummer / IK
6 | 7 | 8 | 9
Zuzahlung | Gesamt-Brutto
Arzneimittel-/Hilfsmittel-Nr. | Faktor | Taxe
1. Verordnung
2. Verordnung
3. Verordnung
Gebühr frei, Geb.-pfl., noctu, Sonstige, Unfall, Arbeitsunfall
Rp. (Bitte Leerräume durchstreichen)
aut idem
Propranolol 0,5 mg 20 Kapseln
3x1 Kapsel
Vertragsarztstempel
Dr. Max Muster
Kinderkardiologe
Musterstraße 1
12345 Musterhausen
Unterschrift des Arztes
Muster 16 (10.2014)
6664
Bei Arbeitsunfall auszufüllen!
Abgabedatum in der Apotheke
Unfalltag | Unfallbetrieb oder Arbeitgebernummer

Abb. 5: Musterverordnung Propranolol für ein sechs Monate altes Kind

Bei der obigen Verordnung ist die Frage zu klären, ob sich die Angabe auf dem Rezept auf Propranolol oder auf Propranololhydrochlorid bezieht.

In Fällen wie in Abbildung 5 gezeigt ist ein klärender Anruf beim Verordner sowie der bisher herstellenden Apotheke aus Gründen der Therapiesicherheit und Beseitigung von Unklarheiten unerlässlich. Ebenso ist die einzuwiegende Menge an die verwendete Wirkstoffart anzupassen sowie gegebenenfalls eine Änderung des Rezeptes anzufordern, da eine Änderung von Salz zu Base (und umgekehrt) im Grunde eine Änderung des Wirkstoffes ist [22].

3.4 Einwaagekorrektur

Bei der Verarbeitung von Reinstoffen können noch weitere Korrekturen der Einwaage notwendig werden. Synthesebedingt gibt es einige Wirkstoffe und Konservierungsmittel nur in „feucht und dreckig" zu kaufen. Das heißt im Pulver ist Wasser gebunden und zudem können Begleitstoffe aus dem Synthese- oder Herstellungsprozess im Produkt enthalten sein. Wasser- und Wirkstoffgehalt müssen innerhalb der Spezifikation des Arzneibuchs liegen und werden auf dem Analysenzertifikat ausgewiesen. Als zurzeit einziger Rohstofflieferant gibt die Firma Caelo bereits berechnete Korrekturfaktoren auf den Gebinden an. Im Rahmen der Eingangskontrolle sind diese nachzurechnen. Für Substanzen anderer Lieferanten sind die Einwaagekorrekturfaktoren (EKF) anhand der Daten des Analysenzertifikats für jede neue

Charge zu berechnen und auf dem Gefäß anzubringen. Ein einfaches und schnelles Tool zum Berechnen bietet hier das DAC/NRF online (www.dac-nrf.de). Unter *Tools > Rechenhilfen > Einwaagekorrekturfaktor* erfolgt nach der Substanzauswahl und dem Übertrag der benötigten Werte des Analysenzertifikats in das Tool die automatische Berechnung des Korrekturfaktors auf drei Nachkommastellen genau. Dieser Wert ist auf das Substanzgefäß zu übertragen. Bei Verwendung dieser Charge sollte die theoretische Solleinwaage, die sich aus der Verschreibung ergibt, grundsätzlich mit dem Faktor multipliziert werden, um die tatsächliche Solleinwaage zu erhalten. DAC/NRF empfiehlt eine grundsätzliche Faktorisierung nach Arzneibuchmonographie oder nach einer erfolgten Risikobeurteilung die Festlegung von Grenzen, ab denen der Faktor zu berücksichtigen ist.

Praxistipp:
Als Vorschlag für die Grenzen findet sich im DAC/NRF folgende Angabe:
Bei Faktoren größer 1,020 und kleiner 0,900 sollte korrigiert werden.

Im Hinblick auf die Patientensicherheit ist neben einer ausreichend hohen und den Vorgaben des Europäischen Arzneibuchs entsprechenden Dosierung auch eine möglichst gleichbleibende Qualität gewünscht, die bei der Risikoabwägung berücksichtigt werden sollte. Hierbei sollte von Rezepturarzneimittel zu Rezepturarzneimittel gewährleistet werden, dass der Patient auch bei Chargen-, Hersteller- oder Apothekenwechsel eine gleichbleibende und ausreichend hohe Dosierung erhält.

Aus diesem Grund ist die grundsätzliche Berücksichtigung der Einwaagekorrekturfaktoren sinnvoll, um die Wirkstoffabweichungen vom Sollwert, die sich bereits aus der Herstellungstechnik und anderen Faktoren ergeben, nicht noch weiter zu erhöhen.

Ein extremes Beispiel erläutert die Wichtigkeit der EKF:

Beispiel:
Zumindest theoretisch ist es denkbar, dass eine Charge eines Wirkstoffs 98 Prozent Gehalt aufweist und eine zweite Charge 109 Prozent. Je nach Aktivität des Wirkstoffs und Empfindlichkeit des Patienten kann diese Schwankung unerwünschte Effekte auslösen. Zusätzlich sollte nach DAC/NRF aufgrund der potentiell möglichen Wirkstoffverluste grundsätzlich ein Arbeiten mit Wirkstoffzuschlag erfolgen. Ebenfalls stehen verschiedene Herstellungstechniken zur Verfügung: Die gravimetrische Methode oder verschiedene volumetrische Methoden, die jeweils mit unterschiedlichen Pulververlusten einhergehen können. Auch die Eigenschaften des Wirkstoffs beeinflussen die möglichen Verluste.

Bei der Verwendung der gravimetrischen Methode für einen wenig anhaftenden Wirkstoff, mit zehn Prozent Wirkstoffzuschlag, einem Wirkstoffgehalt von 109 Prozent, der Herstellung einer großen Menge Kapseln sowie sehr sauberem Arbeiten, ist es grundsätzlich möglich, dass in den Kapseln letztlich 119 Prozent Wirkstoff vorliegen und diese damit außerhalb der erlaubten Grenzen des Arzneibuches liegen und der Patient gegebenenfalls unerwünschte Arzneimittelwirkungen zeigt.

Wird jetzt die Wirkstoffcharge gegen die mit 98 Prozent Gehalt getauscht, der Wirkstoffzuschlag weggelassen und etwas mehr Pulver durch Anhaftungen an Oberflächen bei der Herstellung verloren – da volumetrisch gearbeitet wird – so ist es denkbar, dass die Kapseln weniger als 90 Prozent Wirkstoff aufweisen.

Eine Pauschalisierung ist daher nur begrenzt möglich und die Verwendung standardisierter und validierter Herstellungsverfahren ist stets anzustreben. Ohne Standardisierungen muss jede Apotheke für sich und für jede einzelne Rezeptur und Herstellungstechnik entscheiden, wie in Bezug auf Wirkstoffzuschläge und Einwaagekorrekturen vorzugehen ist, um die bestmögliche und eine möglichst gleichbleibende Qualität zu erhalten. Daher ist besonders bei starken Wirkstoffgehaltsschwankungen die grundsätzliche Berücksichtigung der Einwaagekorrekturfaktoren zwingend erforderlich. Ebenso sollte die Herstellungstechnik nicht variiert werden und die aktuell in der Literatur bevorzugte Technik genutzt werden. Zurzeit bedeutet dies eine Methode zu wählen (und zu validieren), bei der während der Herstellung so wenig Pulver wie möglich verloren gehen kann. Sobald standardisierte Vorschriften veröffentlicht werden, sind die Rezepturen auf diese umzustellen (Vergleiche: „3.5 Mindergehalte vermeiden – Arbeiten mit Wirkstoffzuschlag").

Standardisierte NRF-Vorschriften und Empfehlungen in Bezug auf die Herstellungstechnik und Zuschläge für einzelne Wirkstoffe, Kapselgrößen und Zuschläge in Abhängigkeit von der herzustellenden Menge sind daher im Hinblick auf die Qualität der Rezepturen für die Zukunft wünschenswert.

Allgemein gilt für den Umgang mit Einwaagekorrekturen:
Die korrigierten Solleinwaagen werden abgewogen, taxiert und dokumentiert. Allerdings werden sie niemals auf dem Etikett deklariert. Deklariert wird also der Wert eines 100-prozentig reinen Wirkstoffs. Rezept und Etikett sollten hier übereinstimmen, um Verwirrung bei Arzt und Patient zu vermeiden. Zudem besteht die Gefahr, dass bei einer Wiederverordnung der korrigierte Wert vom Etikett übernommen würde. In der Folge würde die Apotheke eine erneute Einwaagekorrektur vornehmen und mit jeder Neuverordnung stiege der Wirkstoffgehalt an, bis in der Plausibilitätsprüfung auffiele, dass die therapeutisch übliche Dosis überschritten wurde.

Beispielrechnung:

Einwaagekorrekturfaktor laut Analysenzertifikat:	1,034
Verordnete Menge pro Kapsel:	10 mg
Verordnete Anzahl Kapseln:	30 Stück

10 mg * 30 Kapseln = 300 mg theoretische Solleinwaage des Wirkstoffs.
300 mg * 1,034 = 310,2 mg korrigierte Solleinwaage

Wenn jetzt noch zusätzlich ein Rezepturzuschlag von 10 Prozent vorgesehen ist, ist die korrigierte Solleinwaage mit dem entsprechenden Faktor zu multiplizieren:

5 % Zuschlag:	Faktor 1,05
10 % Zuschlag:	Faktor 1,10

Weitere Hinweise hierzu und eine Checkliste für die Kapselherstellung in der Apotheke bietet das Zentrallaboratorium Deutscher Apotheker e.V. im Internet [22].

3.5 Mindergehalte vermeiden – Arbeiten mit Wirkstoffzuschlag

Bei der Kapselherstellung ist durch Anhaftungen an den Arbeitsgeräten ein Verlust von Wirkstoff sehr wahrscheinlich. Belegt wird dies unter anderem durch die Ergebnisse verschiedener Ringversuche und Studien des Zentrallaboratoriums Deutscher Apotheker e. V. (ZL), durch die Ergebnisse des KidZ Projekts (siehe [9]) sowie einiger anderer Studien beziehungsweise Datensammlungen. Es zeigte sich, dass in der Regel (korrekte Rechnung und korrektes Wiegen vorausgesetzt) die untersuchten Kapseln weniger Wirkstoff enthalten hatten, als auf dem Etikett deklariert war. Dieser Wirkstoffschwund führte teilweise dazu, dass die untersuchten Kapseln nicht mehr arzneibuchkonform waren. Die Kapseln enthielten so wenig Wirkstoff, dass sie nicht an den Patienten hätten abgegeben werden dürfen.

Die Bestimmung des exakten Wirkstoffgehalts ist in der Praxis für die Apotheken jedoch nicht möglich. Die Prüfung auf Gleichförmigkeit der Masse im Rahmen der Endkontrolle lässt ebenfalls keine Rückschüsse auf den tatsächlichen Wirkstoffgehalt zu. Hier wird lediglich die Abweichung des Gewichts jedes einzelnen Kapselinhalts von der Durchschnittsmasse aller Kapselinhalte bestimmt, wobei für die Durchschnittmasse ein Gehalt von 100 Prozent angenommen wird. Tatsächlich ist dieser Wert in der Regel kleiner als 100 Prozent, da die Anhaftungen an den Arbeitsgeräten bei der Bestimmung der tatsächlichen Durchschnittsmasse nicht mitberücksichtigt wurden.

DAC/NRF hat daher die Herstellungsmethode angepasst und empfiehlt zurzeit mit einem Wirkstoffzuschlag von grundsätzlich fünf Prozent (Faktor 1,05) und bei niedrig dosierten Kapseln von zehn Prozent (Faktor 1,10) zu arbeiten, sofern eine experimentelle Bestimmung der Verluste nicht erfolgen kann. Niedrig dosiert bedeutet in diesem Zusammenhang weniger als 20 Milligramm pro Kapsel oder weniger als zehn Prozent Wirkstoff pro Kapsel bezogen auf die Nennmasse.

Ringversuchs- und Untersuchungsergebnisse des ZL zeigen zudem, dass die Masseschwankungen und -verluste der Kapseln nur begrenzt mit den Wirkstoffverlusten korrelieren. Neigt der Wirkstoff durch elektrostatische Aufladung zum Anhaften an Oberflächen, ist prozentual weniger Wirkstoff in den Kapseln zu erwarten als bei Kapseln mit weniger elektrostatisch anhaftenden Wirkstoffen. Hier kann ein höherer Zuschlag sinnvoll sein, sollte aber durch Gehaltsbestimmungen abgesichert werden.

Hinzu kommt, dass die Verluste von der Anzahl der verwendeten Geräte, der Art ihrer Oberflächen (Kunststoff oder Edelstahl), der Kapselanzahl und der Herstellungstechnik abhängen.

Demnach stellt eine allgemeine Zuschlagsempfehlung immer einen Kompromiss dar. Es ist zu erwarten, dass in den nächsten Jahren vermehrt wirkstoffbezogene Zuschlagsempfehlungen in der Fachliteratur beschrieben werden. Als gute und aktuelle Quellen gelten hier DAC/NRF Online sowie die ZL-Ringversuchsergebnisse.

Bei einer Erstverordnung sollte grundsätzlich direkt mit Wirkstoffzuschlägen nach DAC/NRF gearbeitet werden, um die vom Arzneibuch vorgegebenen Grenzen der Wirkstoffbeladung in den Kapseln einzuhalten.

Bevor bei Vorlage einer Folgeverordnung, die bereits zuvor von einer anderen Apotheke hergestellt wurde, pauschal mit Zuschlägen gearbeitet wird, bedarf es einer Risikoabschätzung im Rahmen der Plausibilitätsprüfung. Hierbei ist es unter Umständen ratsam, die bisher herstellende Apotheke oder Krankenhausapotheke zu kontaktieren, um die Herstellungstechnik zu erfragen.

Unter Umständen ist der Verordnung eine filigrane und aufwendige Dosisfindung vorausgegangen und der Patient anhand seiner Blutwerte auf diese Dosis eingestellt worden. Wird ab einem Zeitpunkt in der Therapie dann plötzlich zehn Prozent des Wirkstoffs zusätzlich in die Rezeptur eingearbeitet, liegt der Gehalt gegebenenfalls näher an den vom Arzneibuch geforderten 100 Prozent als bisher. Die Dosierung des Patienten ist aber unter Umständen auf nur 90 Prozent (wie sie in den bisherigen Rezepturarzneimitteln vorlagen) eingestellt und zeigt bei den jetzt enthaltenen 100 Prozent Wirkstoff unerwünschte Begleiterscheinungen. Je geringer die Therapeutische Breite, je niedriger die minimale Wirkkonzentration und je sensibler der Patient (z. B. Neonaten) ist, desto wichtiger ist die Absprache mit den bisher herstellenden Kollegen. Ebenfalls erscheint es für Patienten, die die Apotheke regelmäßig wechseln, sinnvoll, ein Begleitschreiben oder einen Etikettenvermerk zur Herstellungstechnik und zur Zuschlagswahl mitzuliefern.

Wünschenswert ist die Standardisierung durch die Aufnahme von Vorschriften zur Kapselherstellung in das DAC/NRF. Bei der Verordnung von standardisierten Rezepturformeln ist auch bei einem Wechsel der Apotheke mit einer gleichbleibenden Qualität und einem konstanten Wirkstoffgehalt zu rechnen. Mehr hierzu in Kapitel: „3.4 Einwaagekorrektur“.

Checkliste: Wirkstoffe

- ☐ Ist die Reinsubstanz in arzneibuchkonformer Qualität verfügbar?
- ☐ Ist die richtige Wirkstoffart (z. B. Salz) verordnet?
- ☐ Ist die Dosierung plausibel?
- ☐ Ist ein Einwaagekorrekturfaktor zu berücksichtigen?
- ☐ Kann die benötigte Menge Wirkstoff auf 1 % genau abgewogen werden?
- ☐ Ist ein Wirkstoffzuschlag gewünscht/sinnvoll?
- ☐ Ist die Ware ausreichend fein oder muss eine Zerkleinerung erfolgen?
- ☐ Ist der Wirkstoff hygroskopisch und sollte mit Siliciumdioxid ummantelt werden?
- ☐ Ist die Wirkstoffmenge eher groß und sollte daher ein Siliciumdioxidzusatz von 0,5 % erfolgen (nach NRF Methode A)?
- ☐ Welcher Füllstoff und welche Kapselgröße sind geeignet?
- ☐ Welche Kapselfüllmethode ist am besten geeignet?

3.6 Kapseln aus Tabletten

Folgt man dem DAC/NRF, ist die Herstellung von Kapseln aus Reinsubstanz zu bevorzugen. Hierfür gibt es gute Gründe. Allerdings sind auch Situationen vorstellbar, in denen Tabletten eingesetzt werden sollten oder müssen, beispielsweise, wenn die Reinsubstanz nicht bezogen werden kann. Zur Kapselherstellung sollten nach Möglichkeit immer einfache Tabletten ohne Überzug verwendet werden. Einige Tabletten sind zur Weiterverarbeitung grundsätzlich ungeeignet. Hierzu zählen alle Tabletten mit veränderter Wirkstofffreigabe. Auch die Weiterverarbeitung von Dragees und Filmtabletten ist zu vermeiden beziehungsweise sehr kritisch zu hinterfragen. Hierbei muss – zur Gewährleistung der korrekten Dosierung – sichergestellt werden, dass der Filmüberzug vollständig mit zerkleinert wird und vor der Weiterverarbeitung eine homogene und ausreichend feine Pulvermischung vorliegt. Wird der Filmüberzug mitgewogen und teilweise oder ganz aus der Pulvermischung entfernt, würde der Wirkstoffgehalt des durch die Zerkleinerung gewonnenen Pulvers verfälscht.

Praxistipp:
Einige Hersteller geben in der Fachinformation ihrer Produkte Hinweise zur Weiterverarbeitung und Applikation ihrer Präparate.

Die wichtigste Frage vor der Weiterverarbeitung ist demnach:
Wie kann bei der Verarbeitung von Tabletten zu Kapseln sichergestellt werden, dass die Dosierung der produzierten Kapseln der Soll-Dosierung der Verordnung entspricht?

Tabletten weisen herstellungsbedingt Gewichts- und damit Wirkstoffgehaltsschwankungen auf. Das Europäische Arzneibuch erlaubt hier eine Abweichung von mehreren Prozent.

Das heißt, eine Tablette könnte beispielsweise sowohl 95 Prozent als auch 100 oder 105 Prozent der deklarierten Wirkstoffmenge enthalten. Entsprechend würde der Wirkstoffgehalt der daraus hergestellten Kapseln ebenfalls schwanken. Je mehr Tabletten also zur Herstellung der Kapseln verwendet werden, desto wahrscheinlicher ist es, dass die Kapseln den gewünschten Wirkstoffgehalt aufweisen, da sich die Schwankungen gegenseitig aufheben. Der durchschnittliche Wirkstoffgehalt der Tabletten ist dennoch unbekannt. Die einheitliche Empfehlung lautet daher, unabhängig vom tatsächlichen Wirkstoffbedarf grundsätzlich mindestens 20 Tabletten zu zerkleinern, also immer mit einem Überschuss zu arbeiten.

Merke:
Bei der Verarbeitung von Tabletten zu Kapseln sind mindestens 20 Tabletten zu zerkleinern und es ist die davon benötigte Pulvermenge zu berechnen und abzuwiegen.

Wird nur ein Teil der aus den Tabletten hergestellten Pulvermischung benötigt, kann nach einer Risikoabschätzung der Rest der „Stammverreibung" unter Umständen in einem möglichst kleinen Weithalsglas nach Defekturregeln deklariert und möglichst mit einem Faktor versehen, zur Weiterverarbeitung bereitgestellt werden. Hierbei sind jedoch, genau wie bei der Festlegung der Aufbrauchfrist der fertigen Kapseln, die Wirkstoffeigenschaften zu berücksichtigen. Ein Beispiel: Sind zur Weiterverarbeitung Tabletten verwendet worden, die in einem Doppelaluminiumblister vorlagen, ist davon auszugehen, dass der Wirkstoff feuchteempfindlich und/oder empfindlich gegen Licht beziehungsweise Sauerstoff ist. Von der Lagerung des aus diesen Tabletten hergestellten Pulvers ist daher abzuraten. Die Weiterverarbeitungsfrist sollte sich daher in erster Linie an den Eigenschaften des Wirkstoffs und danach an den allgemeinen DAC/NRF-Vorgaben orientieren oder, sofern vorhanden, unter Berücksichtigung der Herstellerangaben erfolgen.

3.6.1 Herstellung einer Stammverreibung aus zerkleinerten Tabletten

Nachfolgend wird die Vorgehensweise in acht Schritten beschrieben. Verarbeitet werden 20 möglichst niedrig dosierte nicht überzogene Tabletten.

1. 20 Tabletten werden zusammen auf der Analysenwaage gewogen und das Gewicht wird dokumentiert.
2. Alle Tabletten werden in einer rauen Reibschale zerkleinert. (Das Verschließen der Poren ist nur notwendig, wenn die gesamte zerkleinerte Tablettenmenge benötigt wird. Alternativ könnte eine Tablette mehr eingesetzt und bei der Berechnung berücksichtigt werden.)
3. Die zur Herstellung der Kapseln benötigte Pulvermenge und der Faktor zur Berechnung für weitere Herstellungen werden errechnet.

Beispiel:
20 Tabletten à 10 mg Wirkstoff (= 200 mg) wiegen 3,0 g = 3.000 mg
3.000 mg : 200 mg = 15 f = 15
(Gewicht der Tabletten geteilt durch die darin enthaltene Wirkstoffmenge, Einheiten beachten!)

4. Die benötigte Wirkstoffmenge wird berechnet: Die Anzahl der herzustellenden Kapseln ist hierzu mit der Dosis einer Kapsel zu multiplizieren.
   Beispiel: Hergestellt werden sollen 30 Kapseln zu 2 mg.
   Benötigte Wirkstoffmenge: 30 Stück x 2 mg = 60 mg Wirkstoff
5. Die benötigte Menge Stammverreibung wird berechnet. Hierzu ist die Wirkstoffmenge für die benötigte Anzahl Kapseln mit dem Faktor f zu multiplizieren. Beispiel:
   Einwaage: 60 mg x 15 = 900 mg
   = 0,900 g
   0,900 g zerriebene Tabletten entsprechen 60 mg reinem Wirkstoff.
6. Gegebenenfalls ist ein Wirkstoffzuschlag zu berechnen (für 5 %: x 1,05, für 10 %: x 1,10, siehe Kapitel „3.5 Mindergehalte vermeiden – Arbeiten mit Wirkstoffzuschlag")
7. Die Pulvermischung wird abgewogen und zu Kapseln weiterverarbeitet.
8. Das übrige Pulver wird bei ausreichender Stabilität in ein möglichst kleines Weithalsglas abgefüllt und etikettiert unter Angabe von:
   - Name, Stärke, Charge und Verfall der eingesetzten Tabletten
   - Verwendbarkeitsfrist: z. B. sechs Monate für einfach verblisterte Tabletten (Weder die Verreibung noch die daraus hergestellten Kapseln dürfen eine längere Verwendbarkeitsfrist als das zur Herstellung eingesetzte Fertigarzneimittel erhalten)
   - Faktor zur Umrechnung der benötigten Pulvermischung: f= ...
   - Wird eine Rezeptur mit dem hier verarbeiteten Wirkstoff erneut verordnet, kann zur Berechnung bei Punkt 4 eingestiegen werden.

Bei der Verwendung eines Wirkstoffzuschlags nach DAC/NRF-Empfehlung ist die Menge des benötigten Wirkstoffs, wie unter Punkt 6 angegeben, anzupassen.

Das, aus den Tabletten hergestellte, Pulver sollte möglichst fein sein, um eine homogene Mischung mit dem Füllmittel zu gewährleisten und Gewichts- beziehungsweise Gehaltsschwankungen niedrig zu halten. Die geringste Entmischung ist zu erwarten, wenn alle Partikel gleich groß sind und dieselbe Dichte aufweisen. Die Siebung durch ein Sieb mit einer Maschenweite von 180 µm oder feiner vor der Feineinwaage des Pulvers kann als Qualitätsverbesserung und Inprozesskontrolle herangezogen werden. Sollten Bruchstücke des Überzugs abgesiebt werden, ist mit Gehaltsschwankungen zu rechnen. Daher ist darauf zu achten, dass diese vollständig mit zerkleinert werden.

3.6.2 Füllmittelwahl

Beim Einsatz von Tabletten ist die Wahl des Füllmittels unter anderem abhängig von den Hilfsstoffen der Tablette. Ist in der Tablette bereits seitens des Herstellers Laktose als Füllstoff verwendet worden, entfällt die Prüfung auf Inkompatibilitäten im Rahmen der Plausibilitätsprüfung, wenn als Füllstoff für die Kapselherstellung ebenfalls Laktose ausgewählt wird. Macht der Arzt hierzu keine Vorgaben in der Verordnung, kann die Apotheke selbstständig das für den Patienten und die Herstellung beste Füllmittel wählen.

Praxistipp:
Wird als Füllstoff ein in den Tabletten bereits enthaltener Hilfsstoff eingesetzt, vereinfacht es die Plausibilitätsprüfung.

Checkbox: Einsatz von Tabletten

- ☐ Steht eine Reinsubstanz zur Verfügung und kann diese auf 1 % genau abgewogen werden?
- ☐ Stehen Tabletten ohne Überzüge und ohne modifizierte Wirkstofffreigabe zur Verfügung?
- ☐ Ist der gewünschte Füllstoff in den Tabletten ebenfalls enthalten?
- ☐ Ist die Verordnung plausibel?
- ☐ Sind mindestens 20 Tabletten gewogen und zerkleinert worden?
- ☐ Wurde die Rechnung im Vier-Augen-Prinzip überprüft?
- ☐ Sind die Tabletten vollständig und ausreichend fein zerkleinert (ggf. Sieben)
- ☐ Ist ein Wirkstoffzuschlag gewünscht?
- ☐ Ist die einzusetzende Menge <u>nach</u> der Zerkleinerung genau gewogen worden?
- ☐ Waren die Tabletten doppelaluverblistert (Hinweis auf Hygroskopie, Licht- und oder Sauerstoffempfindlichkeit) und muss die Aufbrauchfrist herabgesetzt werden?

4 Herstellung

Im Folgenden werden zuerst die Kapselfüllhilfen und anschließend die gängigen Kapselfüllmethoden erläutert. Grundsätzlich wäre es auch möglich, die zur Füllung einer Kapsel benötigte Menge einzeln auszuwiegen und diese manuell in die Kapsel einzufüllen. Für Pulver ist dies meist aufwendig und unpraktisch. Werden jedoch Fertigarzneimittel-Kapseln, die mit Pellets gefüllt sind, herunterdosiert, ist diese Methode anzuraten oder teilweise die einzig mögliche Herstellungstechnik.

4.1 Kapselbretter

Die in Deutschland gängigsten Kapselbretter werden von den Firmen Fagron und Wepa vertrieben. Eine Auswahl zeigt Tabelle 6.

Die Modelle bestehen entweder aus einem Metallrahmen mit Plattensätzen aus Kunststoff oder aus Edelstahlgestellen mit Plattensätzen aus Edelstahl.

	Beschreibung	Abbildung
1	aponorm® Kapselfüller für bis zu 60 Kapseln der Größe 4 bis 000	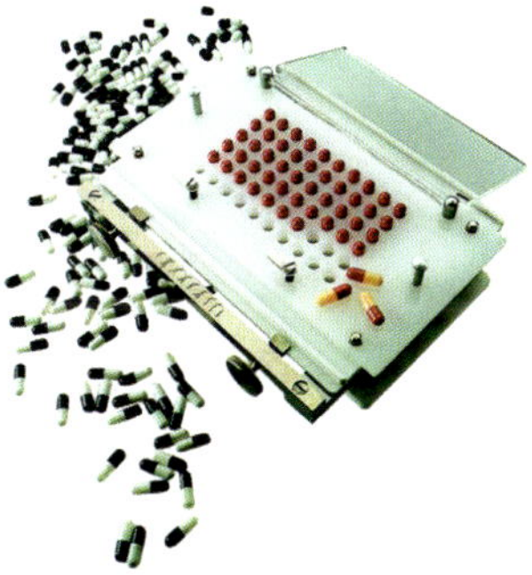
2	Kapselfüller für bis zu 120 Kapseln der Größe 4 bis 000	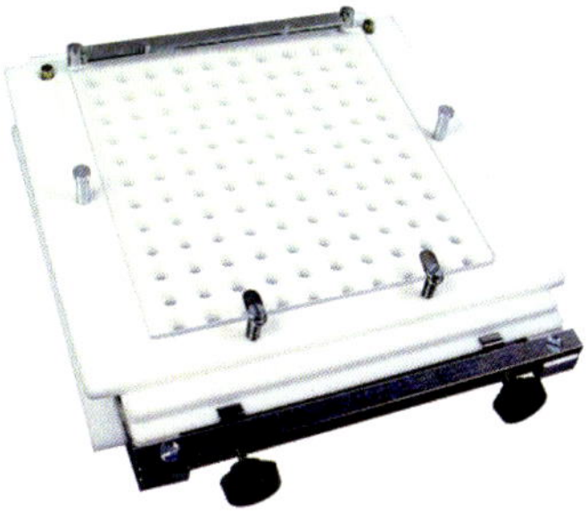

	Beschreibung	Abbildung
3	Kapselfüllgerät für 100 Kapseln der Größe 1	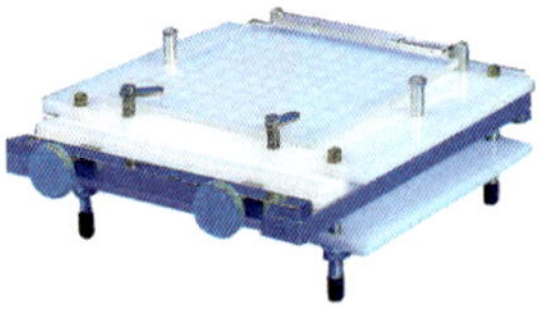 Gestell aus Neusilber
4	CapsiCards® Kapselfüllmaschinc für 60, 100 oder 120 Kapseln der Größe 4 bis 00	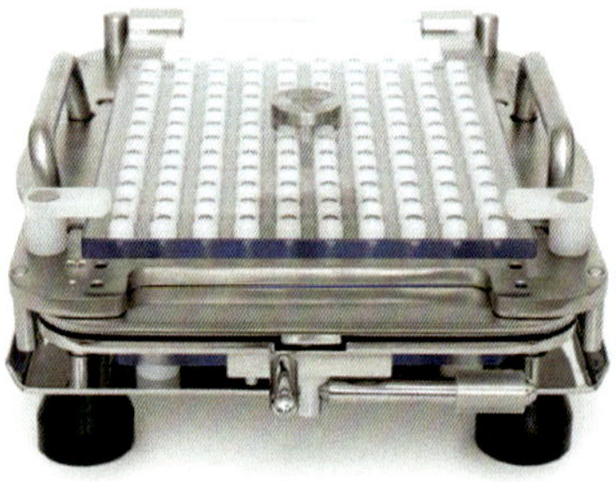
5	ProFiller® 1100 und größer Für 100, 120 und 300 Kapseln der Größe 4 bis 00	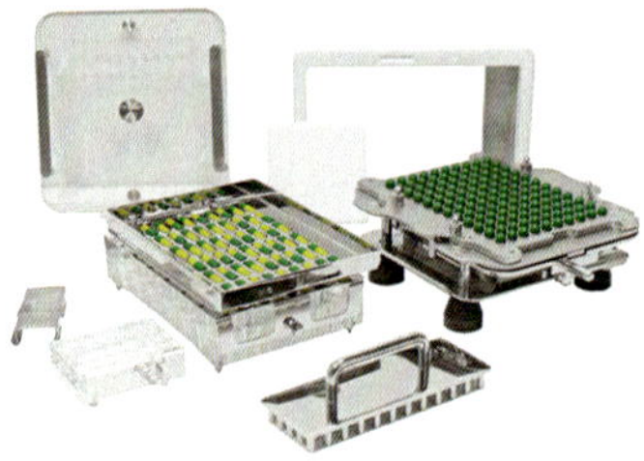

Tab. 6: Übersicht verschiedener Kapselbretter. Abbildungen: 1-3: Quelle: WEPA Apothekenbedarf; 4, 5: © Fagron GmbH & Co. KG

4.1.1 Das aponorm® Kapselbrett

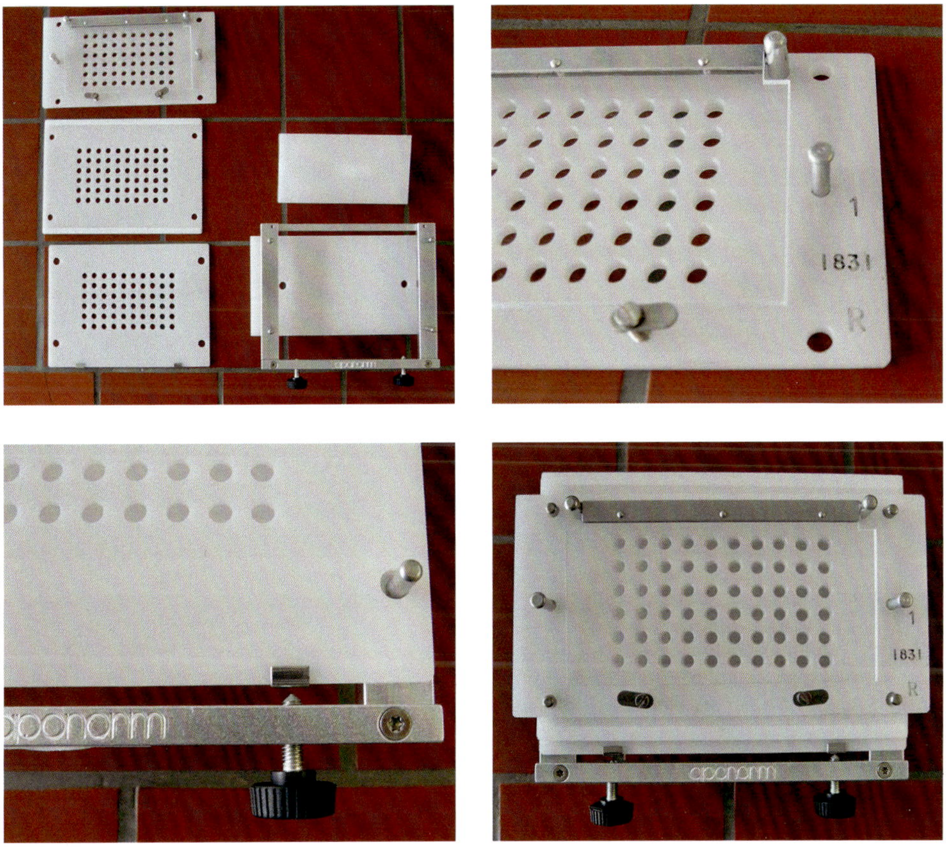

Abb. 6: aponorm® Kapselbrett. Fotos: © Julia Potschadel

Abbildung 6 zeigt das aponorm® Kapselbrett.
Oben links: Zu sehen sind die einzelnen Platten sowie der Rahmen, auf den diese aufgelegt werden.
Oben rechts: Auf jeder Platte muss rechts die Kapselgröße, die individuelle Nummer des Bretts und ein R (für rechts) zur Ausrichtung der Platten lesbar sein (hier schwarz eingefärbt).
Unten links: Die Platten müssen in einer bestimmten Reihenfolge auf den Rahmen aufgesetzt werden. Dabei ist nach dem Boden das Brett mit den Metallnasen das erste, welches aufgesetzt wird. Hier greifen später die silbernen Fixierschrauben zum Verschieben der Bretter und Fixieren der Kapselunterteile. Die Beschriftung der Platten muss dabei immer rechts unten lesbar sein.
Unten rechts: Das Brett ist korrekt zusammengebaut: Rahmen + Boden + Platte mit silbernen Nasen + Füllplatte + Platte mit Deckel.

4.1.2 Fagron Capsicards® System

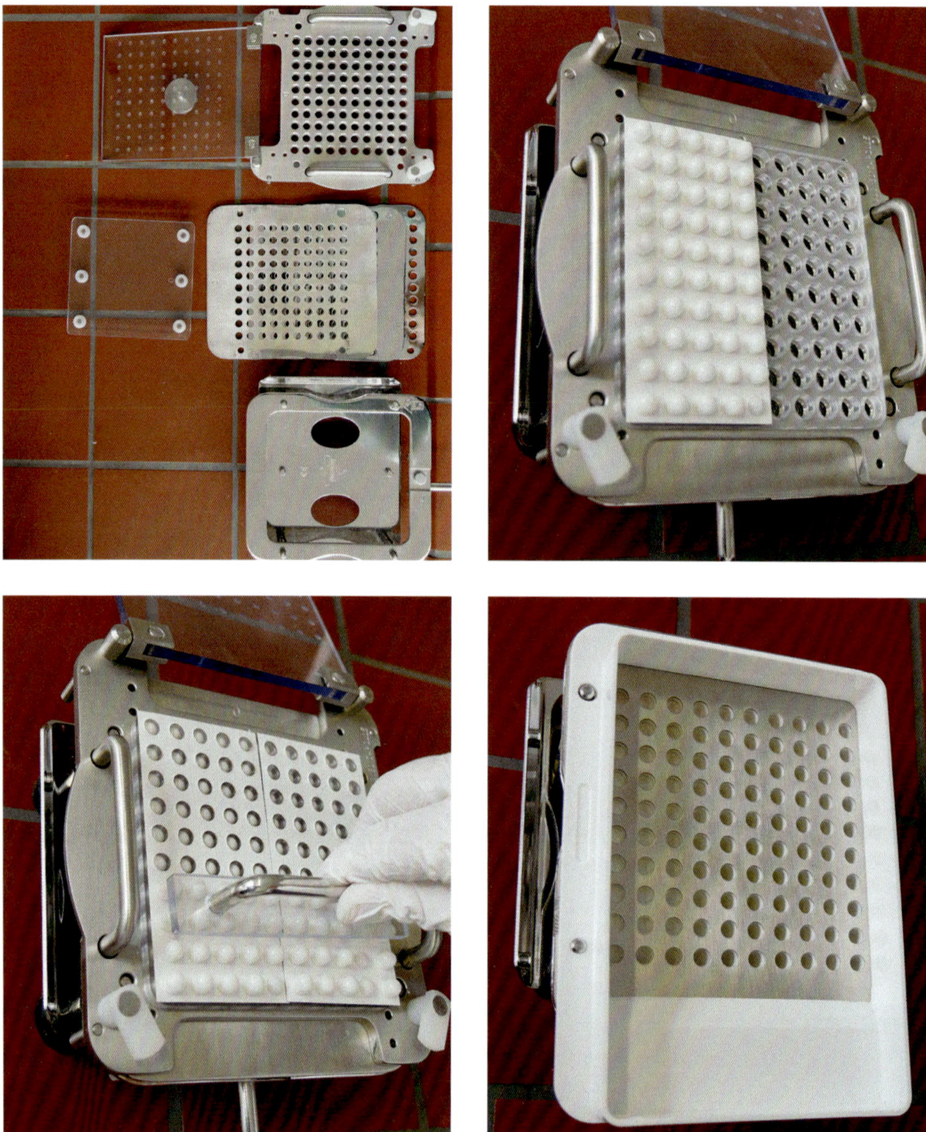

Abb. 7: Fagron Kapselbrett und Capsicards® System. Fotos: © Julia Potschadel

Im Grunde ähnelt der Aufbau des Kapselbretts für das Capsicards® System dem des apo-norm®-Kapselbretts. Allerdings sind die Platten aus Edelstahl und damit spülmaschinenfest, alterungsbeständig und rostfrei. Ebenfalls gibt es weniger durch elektrostatische Aufladung bedingte Pulververluste durch Anhaftungen an den Platten. Die Kapseln werden auf Pappträgern geliefert und können mit einer Steckhilfe zügig auf das Kapselbrett übertragen werden (Abbildung 7, oben rechts und unten links). Das einzelne manuelle Einstecken der Kapseln entfällt. Um den Pulververlust durch herunterrieselndes Pulver zu minimieren und das Einstreichen zu erleichtern, wird ein praktischer Füllrahmen mitgeliefert. Anstelle der Fixierschrauben wird hier ein Fixierhebel verwendet.

4.1.3 ProFiller®

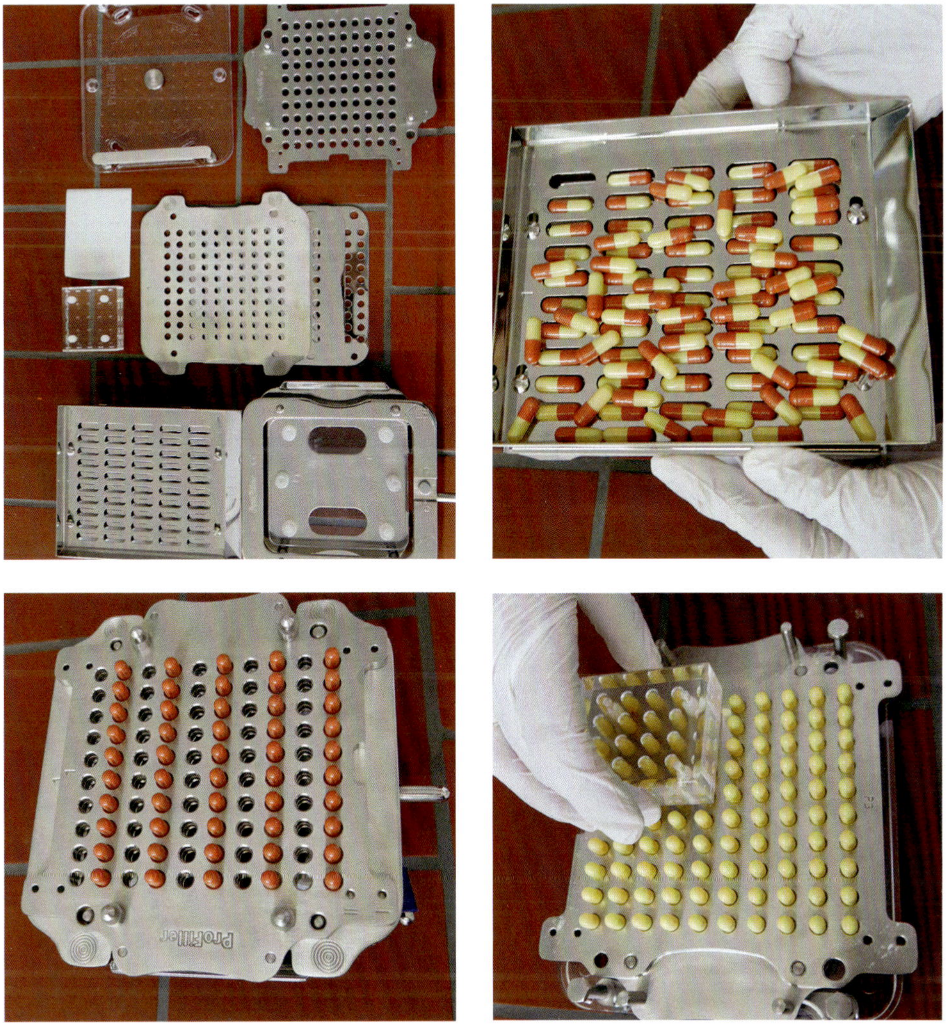

Abb. 8: ProFiller® Kapselfüllsystem. Fotos: © Julia Potschadel

Der ProFiller® ist – wie das Capsicards® System Kapselbrett – weitestgehend aus Edelstahl gebaut. Die Kapseln werden hier nicht auf Trägern geliefert, sondern können weiterhin als

Bulkware bezogen werden. Das Stecken der Kapseln erfolgt durch zweimaliges Verwenden der oben rechts zu sehenden Kapselsortiereinheit. Zum Verschließen der Kapseln wird die unten rechts zu sehende Verschlusshilfe mitgeliefert. Der Zusammenbau und die Verwendung des ProFiller® ist im Grunde mit dem Capsicards® System Kapselbrett vergleichbar.

4.1.4 Vor- und Nachteile der verschiedenen Kapselbretter

Kunststoffbretter sind im Allgemeinen in der Anschaffung kostengünstiger als Edelstahlbretter. Dafür neigen sie stärker zum Altern und werden eher spröde. Die Kunststoffplatten verziehen sich häufig mit der Zeit. In der Folge werden die Kapseln ungleichmäßig gefüllt. Die Kunststoffauflagen und der Rahmen sind nicht spülmaschinengeeignet. Die meisten Rahmen sind nicht rostfrei. Über das Herauf- oder Herunterschrauben der Füße des Rahmens der Kunststoffbretter ist eine Feinjustierung der Platten möglich, welche in vielen Fällen nach der Reinigung oder beim Plattenwechsel erfolgen muss. Daher sollte die Einsinktiefe der Kapselböden grundsätzlich vor der Verwendung des Bretts überprüft werden. Die Kapseln müssen einzeln und manuell in das Brett gesteckt werden, was relativ zeitaufwendig ist. Im Gegensatz zu Edelstahlbrettern laden sich die Kunststoffplatten stärker elektrostatisch auf, wodurch mehr Pulverpartikel als Rückstand am Brett anhaften und verloren gehen.

Die Edelstahlbretter sind deutlich teurer in der Anschaffung. Eine Feinjustierung ist nicht möglich und sollte auch nicht notwendig sein. Im Vergleich zu den Kapselbrettern mit Kunststoffplatten haben die Geräte aus Edelstahl ein deutlich höheres Gewicht.

Die meisten Teile der Edelstahlbretter (mit Ausnahme der Acrylglasteile und des Füllrahmens) können in der Spülmaschine gespült werden und sind zudem autoklavierbar. Da beim Capsicards®-System der Kunststoffdeckel mit der oberen Platte fest verbunden ist, muss bei diesem Gerät dieses Teil ebenfalls von Hand gespült werden. Durch die Kapselsteckhilfen entfällt das zeitaufwendige manuelle Einstecken der Kapseln, wie es bei Verwendung der Kunststoffbretter notwendig ist. Der Edelstahl altert kaum, so dass die Plattenqualität aufrechterhalten wird, in der Folge weniger Pulver hindurch rieselt und nur minimale Pulvermengen an den Oberflächen der Platten anhaften. Lediglich am Füllrahmen aus Kunststoff haftet mehr Pulver an. Im Vergleich der Kunststoffarten der beiden Edelstahlgeräte ist das für den ProFiller® verwendete Material weniger anfällig für Anhaftungen. Ohne den Füllrahmen aufzusetzen sind die Edelstahlgeräte kaum befüllbar, da hier – anders als bei den Kunststoffbrettern – sehr wenig Auflagefläche für das Füllgut gegeben ist. Gleichzeitig verhindert der Rahmen das seitliche Hinunterrieseln von Pulver.

Für alle Systeme gibt es Umrüstsätze, um für unterschiedliche Kapselgrößen dieselben Rahmen verwenden zu können.

Details zum ProFiller® sowie ein Produktvideo und eine Schritt-für-Schritt-Anleitung in Form eines Fotoguides ist im Internet zu finden [16].

Brettunabhängig ist zu beachten: Je mehr Kapseln auf einem Brett zeitgleich befüllt werden, desto weniger Wirkstoffverluste sind zu erwarten. Der Grund: Der Pulverhaufen wir größer, aber die Fläche, an der es zu Anhaftungen kommen kann, bleibt gleich groß. Die Folge: verhältnismäßig geringe Verluste möglich [22].

4.2 Grundlagen: Umgang mit dem Kapselfüllbrett

Um die korrekte und gleichbleibende Dosierung der Kapseln zu gewährleisten, muss die vollständige Pulvermischung gleichmäßig auf alle Kapselunterteile verteilt werden. Bleibt Pulver über oder bleiben die Kapselunterteile teilweise leer, ist zwingend eine Korrektur vorzunehmen. Tabelle 7 zeigt den Ablauf einer Kapselbefüllung am Beispiel des aponorm® Kapselbretts.

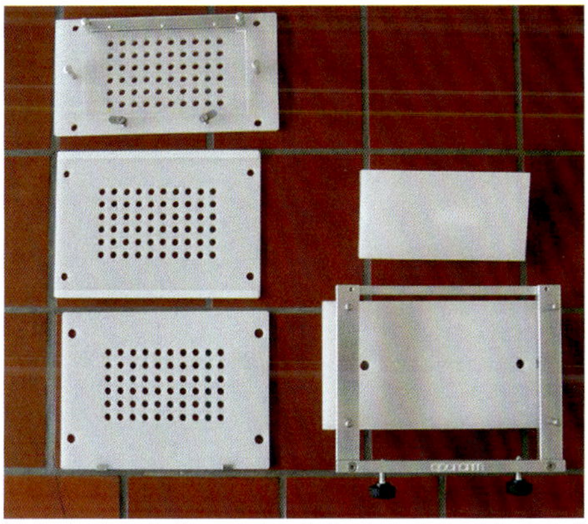

Alle Teile des Kapselbretts stehen sauber und intakt bereit.

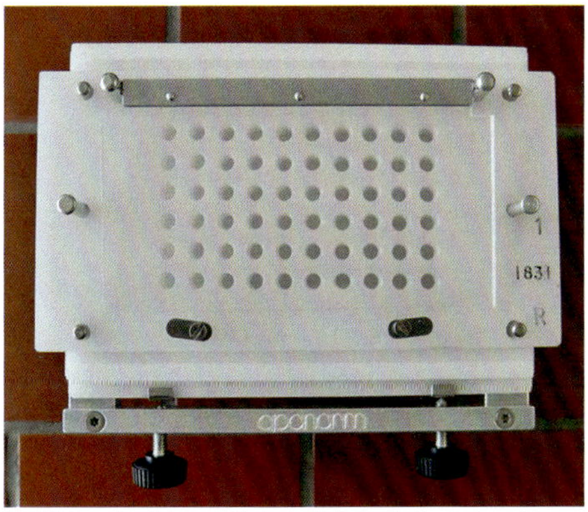

Das Kapselbrett wird ordnungsgemäß zusammengebaut, wie in Abbildung 4 beschrieben. Dabei ist die Nummer des Bretts unten rechts lesbar anzuordnen.

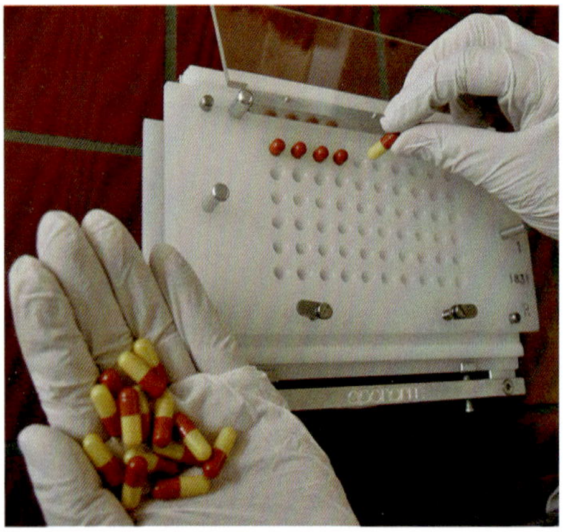

Der Deckel wird aufgeklappt und die Schrauben werden gelöst.
Die Kapseln werden mit den Böden nach unten eingesteckt.

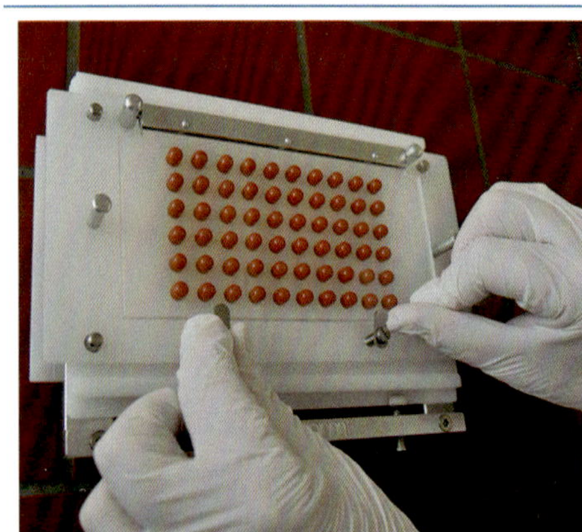

Der Deckel wird geschlossen. Die Verschlusshaken werden zur Fixierung des Deckels gedreht.

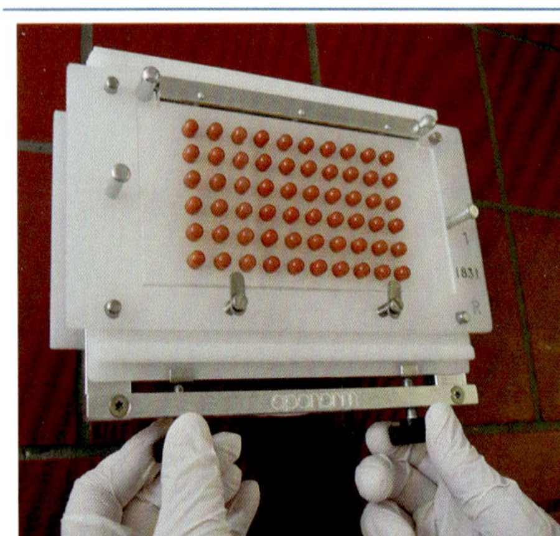

Durch das Festziehen der Schrauben werden die Kapselunterteile zwischen zwei Platten eingeklemmt.

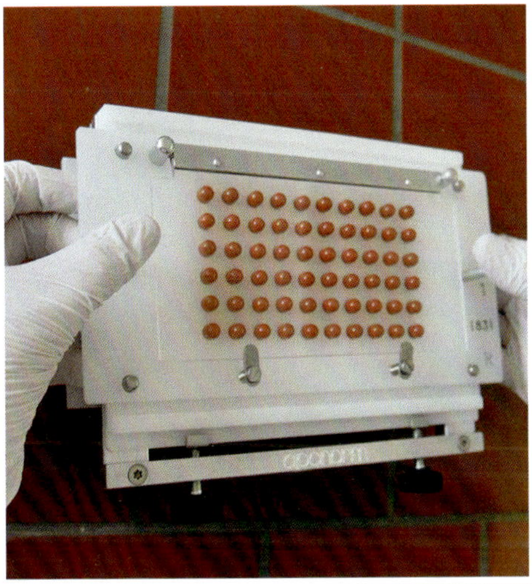

Die Kapseloberteile werden abgenommen, indem die oberste Platte abgehoben wird.
Hierzu werden die Daumen auf die Metallpinne gesetzt und nach unten gedrückt. Dabei wird die Unterseite der obersten Platte mit den Fingern festgehalten.
So lösen sich die Kapseldeckel ohne zu verkanten und lassen sich mit der Platte nach oben abheben.

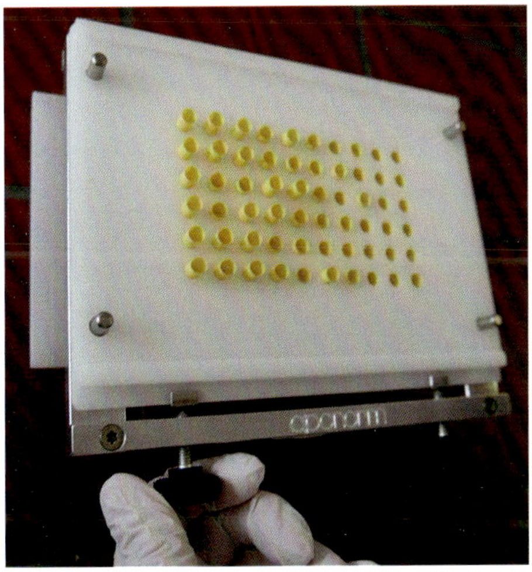

Durch das Lösen der Fixierschrauben rutschen die Kapselunterteile nach unten.
Die Unterteile müssen auf dem untersten Brett aufsitzen und sollten mit der Oberkante bündig am Füllbrett abschließen. Es darf keine Kapsel überstehen.
Stehen Kapseln über oder sinken sie zu weit oder ungleichmäßig ein, muss mit den Stellschrauben an den vier Füßen des Rahmens die Höhe des Brettbodens eingestellt werden. Das Prinzip ähnelt dem Nivellieren einer Waage.

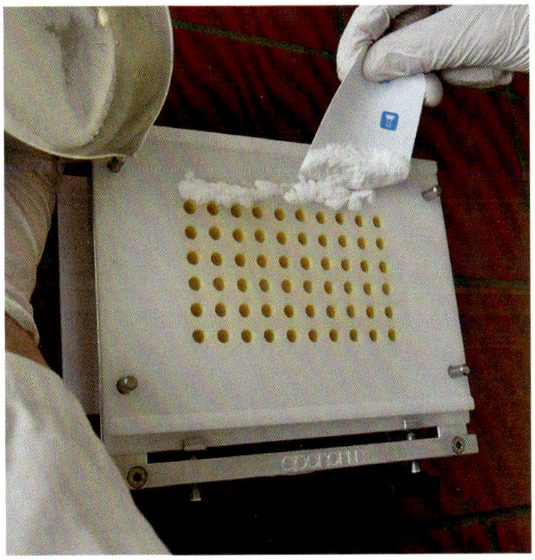

Das Füllgut wird auf das Brett aufgebracht.
Das Pulver wird hierzu in Reihen auf die Stege der Platte gelegt. Dabei sollte ein größerer Teil des Pulvers an den Rändern des Bretts platziert werden. Für Rechtshänder sollte mehr Pulver auf der linken Seite der Platte abgelegt werden, da hier erfahrungsgemäß die Kapseln an der linken Plattenseite und an den Ecken weniger befüllt werden als die Kapseln, die mittig gesteckt sind. Dabei ist darauf zu achten, dass das Pulver nicht mit Schwung in die Kapselunterteile fällt, da sonst ein unregelmäßiges Verdichten des Pulvers zu erwarten ist.

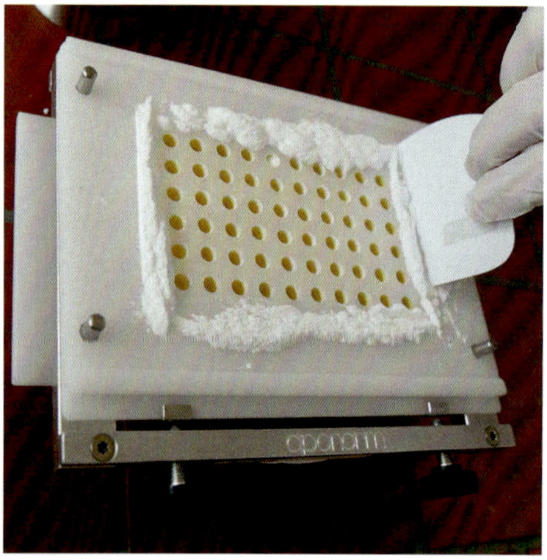

Beim Einstreichen des Pulvers wird die gerade Seite eines Kartenblatts verwendet. Es wird fast senkrecht gehalten, um Druck auf das Pulver zu vermeiden.

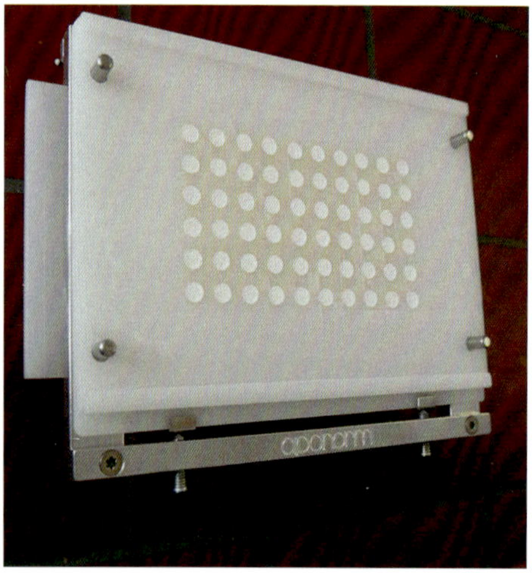

Die Böden sind am Ende homogen und vollständig gefüllt. Es darf kein Pulver auf dem Brett zurückbleiben oder entsorgt werden.
Gegebenenfalls ist gleichmäßig an das Brett zu klopfen, damit das Pulver in den Kapseln etwas zusammensackt und das restliche Pulver in die Böden passt.
Hierzu ist das Pulver vorher an den Rand zu schieben.

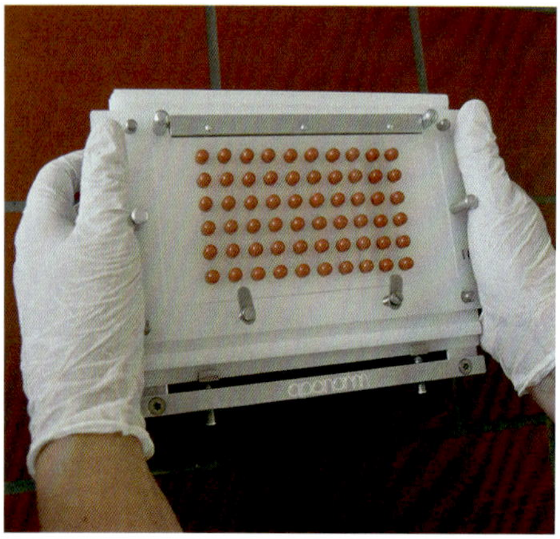

Die Platte mit den Kapseloberteilen wird auf den Rahmen aufgesetzt und die Kapseln verschlossen. Hierzu werden die Daumenballen auf die Ränder der obersten Platte gelegt und mit den Fingern wird die unterste Platte gegriffen.
Die unterste Platte wird mit Gefühl nach oben gedrückt, wobei mit den Daumenballen Gegendruck ausgeübt wird.
Tipp: Mit den Fingern „Klavier spielen“ hilft die Kapselunterteile vorsichtig in die Oberteile zu schieben.

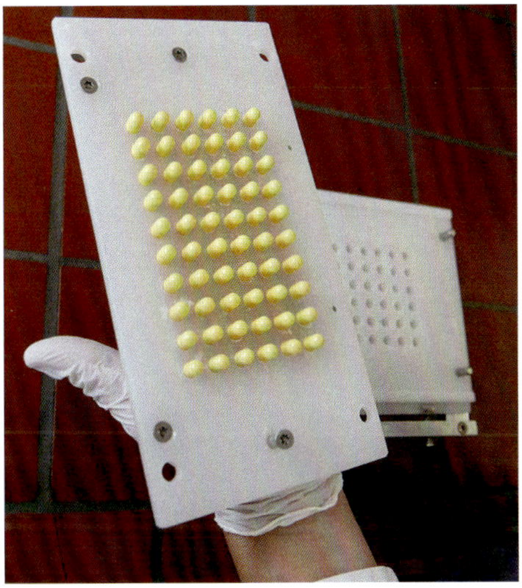

Die oberste Platte wird abgenommen und umgedreht. Hierzu ist die Hand unter den Deckel zu legen, um ein versehentliches Öffnen zu verhindern.

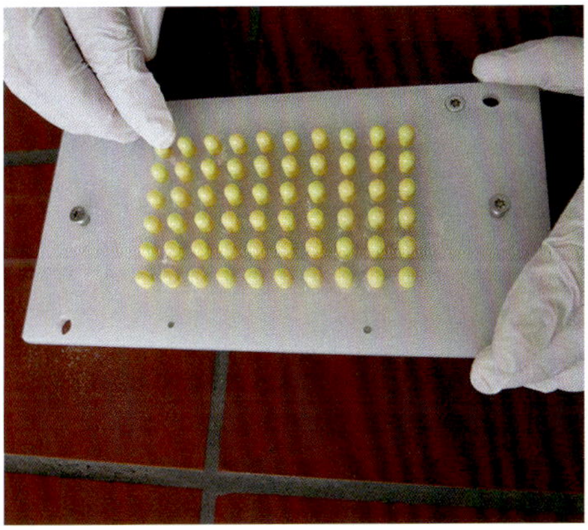

In der Hand oder auf dem Tisch werden die Kapselböden zum vollständigen Verschließen in die Kapseloberteile gedrückt. Die Kapseln rasten spürbar ein.

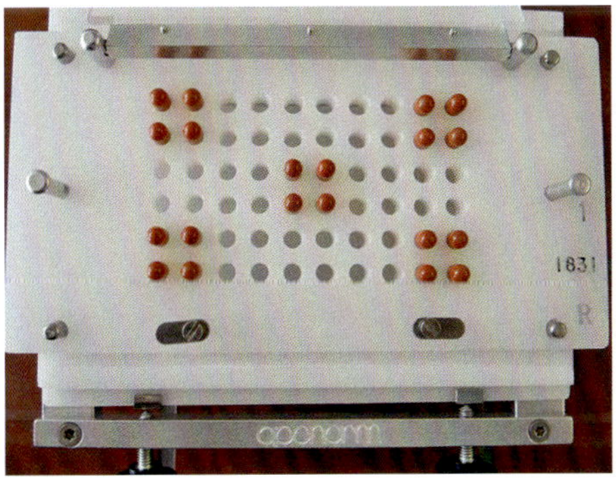

Die oberste Platte wird zurück auf das Brett gesetzt. Bei der Probenziehung zur Prüfung auf Gleichförmigkeit gemäß Ph. Eur. werden verschiedene Stellen im Kapselbrett berücksichtigt (siehe „6.3 Gleichförmigkeit der Masse einzelner Arzneiformen“)

Tab. 7: Ablauf einer Kapselbefüllung am Beispiel des aponorm® Kapselbretts. Fotos: © Julia Potschadel

4.2.1 Zu wenig Pulver – was nun?

Grundsätzlich ist ein leichter Überschuss der Pulvermischung auf dem Brett einfacher zu handhaben, als zu wenig Pulver. Daher lautet die Empfehlung nach Berechnung oder praktischer Bestimmung der benötigten Menge in Gramm oder Millilitern grundsätzlich einen geringen Füllmittelzuschlag zu wählen (z. B. 10 mg bis 20 mg pro Kapsel der Kapselgröße 1), der sich noch gut in die Kapseln einklopfen lässt.

Im Alltag ist beim Befüllen der Kapseln mit zu wenig Pulver zu rechnen, wenn sich die Schüttdichte des Füllgutes vergrößert, also das Schüttvolumen verringert. Das ist zum Beispiel der Fall, wenn der Wirkstoff oder das Füllmittel gröber gekörnt sind oder eine andere Dichte aufweisen oder das Pulver weniger Lufteinschlüsse hat als bisher, denn dann nimmt dieselbe Masse eines Pulvers weniger Raum ein. Ein Zusatz von hochdispersem Siliciumdioxid führt ebenfalls dazu, dass mehr Pulver in die Kapseln passt. Durch das hochdisperse Siliciumdioxid werden die Fließeigenschaften des Pulvers verbessert. Somit rutschen die Partikel besser aneinander vorbei und liegen enger gepackt in der Kapsel vor. Im Vergleich zu denselben Kapseln ohne Zusatz ist das Gewicht dieser Kapseln entsprechend höher.

Wird also einer Rezeptur, die bisher ohne Fließregulierer hergestellt wurde, ein Fließregulierer zugesetzt, muss das Füllvolumen beziehungsweise die Nennmasse neu ermittelt werden. Dies gilt auch bei einem Lieferantenwechsel oder wenn die neu gelieferte Substanz eine andere Korngröße aufweist.

Bei der Herstellung von Kapseln aus Tabletten als Ausgangsstoff ist ebenfalls die Neuermittlung dieser Werte anzuraten, wenn die bisher verwendeten Tabletten gegen die einer anderen Firma ausgetauscht werden.

Sollte dennoch zu wenig Material auf dem Brett liegen, sodass einige oder auch nur eine Kapsel nicht vollständig gefüllt werden konnte, empfiehlt sich das Vorgehen wie in der „Checkliste: Zu wenig Pulver" beschrieben.

Checkliste: Zu wenig Pulver

- ☐ Vollständiges Auffüllen der Kapselböden mit Füllmittel
- ☐ Fixieren der Kapselunterteile mit der Fixierschraube
- ☐ Bereitstellen einer Edelstahlschale (oder eines Blatts „Butterbrotpapier")
- ☐ Greifen des Kapselbrettrahmens mit den Fingern an der Unterseite (dabei die unterste Platte nicht berühren) und fixieren der obersten Platte mit den Daumen
- ☐ Umdrehen des Bretts um 180° (auf den Kopf stellen) über der Edelstahlschale
- ☐ Dabei wird das Pulver vollständig ausgeschüttet, ggf. rütteln
- ☐ Zugeben einer kleinen Menge Füllmittel als Sicherheitszuschlag
- ☐ Homogenisieren des Pulvers in der glatten Schale
- ☐ Inprozesskontrolle: homogene Mischung
- ☐ Lösen der Fixierschrauben
- ☐ Erneutes Befüllen der Kapselböden
- ☐ Inprozesskontrolle: vollständige, gleichmäßige Füllung. Es darf kein Pulver übrigbleiben
- ☐ Wenn Pulver übrig bleibt, wird wie in Kapitel „4.2.2 Zu viel Pulver - was nun?" verfahren.

Beispiel für die gravimetrische Anpassung des Ansatzes:
Eine bestimmte Ansatzmenge reicht nicht zur vollständigen Befüllung der Kapselunterteile. Einige Kapseln sind also nur teilweise gefüllt. Daher wird hier – wie oben beschrieben – mit Füllmittel ergänzt und zudem ein kleiner Zuschlag dazu gegeben (z. B: 10 mg pro Kapsel). Nach dem Entleeren, Homogenisieren und erneuten Füllen der Kapseln werden alle Kapseln gewogen.
Das Gewicht der gefüllten Kapseln abzüglich des Gewichts aller leeren Kapseln (ggf. aus dem Durchschnittsgewicht berechnen) ergibt die Masse des Pulveransatzes. Diese Masse abzüglich der Masse des Wirkstoffs ergibt die einzuwiegende Masse des Füllmittels für die nächste Herstellung, welche in der Herstellungsanweisung festzuhalten ist.

Beispiel:
29,4 g Pulvermischung, darin enthalten sind 5 g Wirkstoff und 24,4 g Füllmittel, reichen nicht zur vollständigen Befüllung von 30 Kapseln der Größe 1 aus.
Durchschnittsgewicht einer Leerkapsel: 78 mg
Das Gewicht der 30 gefüllten Kapseln beträgt 33,34 g
33,34 g – 30 x 0,078 g = 31,0 g
31,0 g – 5 g Wirkstoff = 26,0 g Füllmittel
In der Herstellungsanweisung werden 26,0 g Füllmittel als Solleinwaage festgelegt.

4.2.2 Zu viel Pulver – was nun?

Bei zu viel Pulver ist, genau wie bei zu wenig Pulver, eine Veränderung der Schüttdichte der häufigste Grund. In diesem Fall ist das Schüttvolumen größer als erwartet oder als bisher, also ist die Schüttdichte kleiner. Bei gleichbleibender Masse braucht das Pulver demnach mehr Platz als zuvor.

Ein ungewolltes oder zu starkes Zerkleinern beim Mischen in einer rauen Reibschale kann ein Grund hierfür sein, ebenso wie eine feinere Wirkstoff- oder Füllmittelqualität.

Um eine korrekte Dosierung zu gewährleisten, muss die vollständige Pulvermischung in die Kapselunterteile gefüllt werden.

Checkliste: Zu viel Pulver

- ☐ Die Kapselböden werden vollständig gefüllt.
- ☐ Der Überschuss wird von den Kapselunterteilen an den Rand des Bretts geschoben.
- ☐ Bei wenig Überschuss wird mit dem Kartenblatt gleichmäßig auf das Brett geklopft.
- ☐ Bei einer größeren zu verarbeitenden Menge wird mit dem Pistill gleichmäßig (Häufigkeit und Stärke) seitlich gegen alle vier Füße des Bretts oder an die linke und rechte Seite des Rahmens geklopft. Alternativ kann das Brett angehoben und gleichmäßig aufgestampft werden. Dabei ist es einfacher, erst die eine Seite des Bretts anzuheben und wieder abzustellen und dann die andere Seite des Bretts anzuheben und wieder abzustellen.
- ☐ Anschließend wird erneut Material in die Kapselunterteile gefüllt.
- ☐ Inprozesskontrolle: Vollständige und gleichmäßige Befüllung der Kapselunterteile Der Vorgang wird wiederholt, bis alle Kapseln vollständig und gleichmäßig befüllt sind Sollte die Verdichtung so stark erfolgt sein, dass Kapselunterteile unterfüllt sind, ist wie im vorangestellten Kapitel „4.2.1 Zu wenig Pulver - was nun?" zu verfahren.

Für die nächste Herstellung sollte überlegt werden, was die Ursache für die Abweichung in der Pulvermenge war und anschließend eine Anpassung der Rezeptur oder Konkretisierung der Herstellungsanweisung erfolgen.

4.3 Hygiene, Arbeitsschutz und Kreuzkontamination

Wie bereits in vorangegangenen Kapiteln beschrieben, haben Pulver die Eigenschaft zu stauben. Je feiner ein Pulver ist und je mehr es bewegt wird, desto stärker ist die Staubentwicklung zu erwarten. Feine Stäube halten sich teilweise über Stunden in der Luft und sinken erst mit der Zeit ab. Ebenfalls können sie leicht wieder aufgewirbelt werden. Die Folge ist eine feine Staubschicht auf allen Oberflächen, Geräten und Substanzgefäßen, welche versehentlich in ein Produkt verschleppt werden können. Werden diese Staubschichten wieder aufgewirbelt, können sie zudem eingeatmet werden, da die FFP2 Maske dann in der Regel bereits nicht mehr getragen wird.

Um den Kontakt mit staubenden Wirkstoffen zu vermeiden und die Staubbelastung der Luft im Herstellungsbereich zu verringern, sind folgende Hinweise zu beachten:

- Unabhängig von der Gefährdungseinstufung des Wirkstoffs: Vollschutz tragen, d. h. Feinstaubmaske (FFP2), Kittel und Schutzbrille
- Durchführung möglichst vieler Arbeitsschritte (Zerkleinern, Sieben, Mischen, Befüllen der Kapselunterteile) unter dem ausgeschalteten Abzug
- Einschalten des Abzugs für mehrere Minuten nach dem Verschließen der Kapseln
- Feuchtes Auswischen des Abzugs
- Entfernen anhaftender Staubreste von den verschlossenen Kapseln

4.4 Richtig wiegen

Beim Wiegen können verschiedene Faktoren das Ergebnis beeinflussen und zu falschen Resultaten führen. Jede Waage hat einen nicht beeinflussbaren Gerätefehler und einen Bereich, in dem beim richtigen Umgang mit der Waage ein möglichst genaues Ergebnis angezeigt wird.

Wirkstoffeinwaagen bis 50 Gramm Gesamtbelastung der Waage können und sollten auf der Analysenwaage erfolgen. Hierbei ist eine möglichst leichte Wägeunterlage zu bevorzugen. Geeignet sind beispielsweise antistatische farbige Kunststoffwägeschalen, welche als Einwegprodukte im Handel erhältlich sind.

Beim Wiegen sind insbesondere folgende Punkte zu beachten:

- Die Waage war mindestens 30 Minuten an das Stromnetz angeschlossen.
- Die Waage ist über die isocal-Funktion justiert worden.
- Die Waage steht fest und die Libelle ist mittig.
- Der Wägeteller ist trocken und sauber.
- Die Waage steht nicht im Luftzug.
- Die Wägeunterlage liegt mittig auf dem Wägeteller auf und steht nicht über.
- Die Mindestlast wird eingehalten und die Maximallast wird nicht überschritten. Die Mindestlast ist auf der Waage abzulesen (Abbildung 9).

Die gängigen Analysenwaagen haben eine Mindestlast von zehn Milligramm (Abbildung 9, oben). Mengen unter zehn Milligramm dürfen auf diesen Waagen grundsätzlich nicht gewogen werden. Wenn, wie es das DAC/NRF fordert, auf ein Prozent genau gewogen werden soll, liegt die geringste mögliche Einwaage bei 100 Milligramm, da mit einem Verkehrsfehler (e) von einem Milligramm zu rechnen ist. Darunter sollten Rezepturkonzentrate verwendet oder eine größere Ansatzmenge produziert werden.

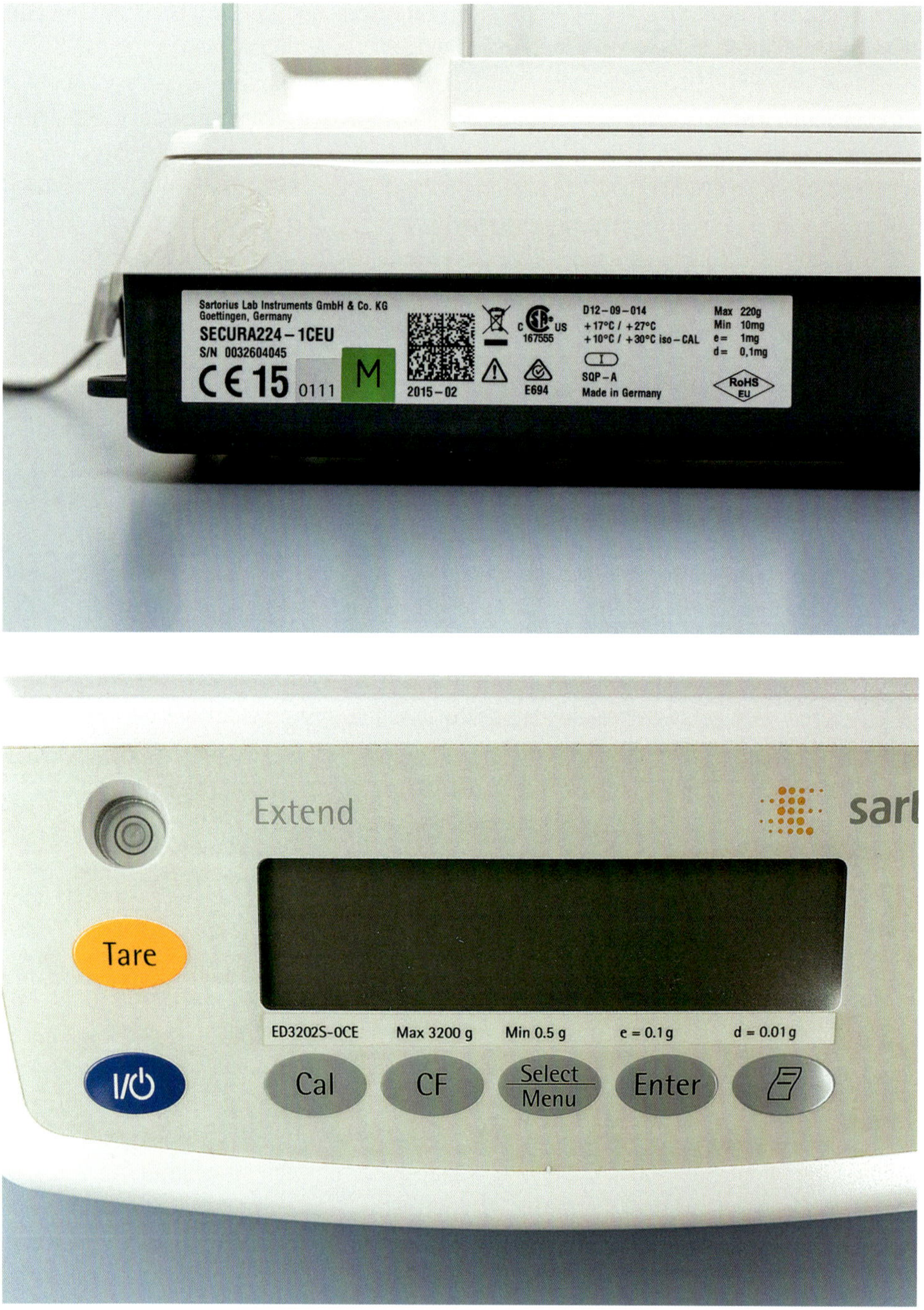

Abb. 9: Mindest- und Maximallast (Höchstlast) sind auf der Waage angegeben: Oben: Analysenwaage (= Feinwaage), Mindestlast 10 mg, Höchstlast 220 g, e = 1 mg. Unten: Präzisionswaage, Mindestlast 0,5 g, Höchstlast 3.200 g, e = 100 mg. Fotos: © Avoxa Mediengruppe

Beim Überführen des gewogenen Pulvers von der Wägeunterlage in das Mischgefäß ist darauf zu achten, dass das Pulver möglichst vollständig umgefüllt wird. Eine Rückwägung schafft Sicherheit und kann als Inprozesskontrolle herangezogen werden. Hierbei wird die Differenz aus Einwaage und Rückwägung im Protokoll als tatsächliche Ist-Einwaage dokumentiert. Bleiben Pulverreste hängen, kann die Wägeunterlage mit einem Teil des benötigten Füllmittels „gespült" werden. Insgesamt sollte der Rückstand nach DAC/NRF weniger als ein Prozent betragen.

Um die Verluste durch Anhaftungen möglichst gering zu halten, sollte auf das Einwiegen in Bechergläser oder andere große und sich elektrostatisch aufladende Gefäße verzichtet werden.

4.5 Raue oder glatte Schale? – Beurteilung der Mischgüte

Historisch bedingt werden in Deutschland Pulvermischungen in rauen Reibschalen hergestellt. Die Vorteile liegen auf der Hand: durch die raue Oberfläche kann ein notwendiges Zerkleinern in derselben Schale erfolgen. Zudem führt die raue Oberfläche zu größeren Scherkräften, weshalb schneller eine homogene Mischung entsteht.

Die Nachteile ergeben sich aus den Vorteilen: Einerseits bleibt in den Poren eine nicht definierbare Menge Substanz zurück, die später in der Mischung fehlt. Andererseits kann es bei einer gewollten drucklosen Endverreibung trotz aller Vorsicht zu einer weiteren Zerkleinerung des Pulvers kommen. Die Folge ist eine unerwünschte Volumenzunahme des Pulverhaufens.

Im DAC/NRF wird daher seit 2016 verstärkt die Nutzung glatter Schalen bevorzugt. Hier können Edelstahlschalen, glatte Porzellanschalen, Melamin-Fantaschalen oder andere verwendet werden. Um die Mischgüte eines weißen Pulvers im Rahmen der Inprozesskontrollen gut beurteilen zu können, ist die Edelstahlschale aufgrund ihrer Färbung den anderen vorzuziehen und wird vom DAC/NRF als Standard benannt.

In Bezug auf die Mischgüte sind die Mischergebnisse glatter und rauer Schalenarten grundsätzlich vergleichbar. Ein Verbot der Nutzung rauer Schalen gibt es nicht. Hat also eine Zerkleinerung der Tabletten in einer rauen Schale stattgefunden, kann diese Schale selbstverständlich zur Herstellung der Pulvermischung zur Kapselbefüllung aus diesen Tabletten weiter benutzt werden, sofern auf eine drucklose Endverreibung geachtet wird.

Praxistipp:
In der Praxis bestehen häufig Unsicherheiten im Hinblick auf die Qualität der Mischung. Liegt der weiße Wirkstoff im weißen Füllmittel homogen verteilt vor? Um die Mischgüte zu beurteilen, kann der Mischung ein Farbstoff zugesetzt werden. Denkbar wäre hier eine sehr geringe Menge eines Eisenoxids. Da Eisenoxide zum Einfärben der Kapselhüllen verwendet werden, sind sie als inerte Hilfsstoffe in dem Rezepturarzneimittel bereits erhalten. Farbstoffe sind auf dem Etikett zu benennen. (Siehe auch Kapitel „6.1 Homogenität".) Der Patient sollte auf die Färbung hingewiesen werden.

Checkliste: Vorbereitung eines groben Pulvers
- ☐ Grobe Vorwaage
- ☐ Zerkleinern
- ☐ Sieben
- ☐ Feine Einwaage
- ☐ Mischen
- ☐ Evtl. erneutes Sieben

Checkliste: Vorbereitung des Pulvers beim Verarbeiten von Tabletten
- ☐ Auswiegen von mindestens 20 Tabletten
- ☐ Zerkleinern
- ☐ Ggf. sieben
- ☐ Einwiegen der benötigten Menge des Pulvers der zerkleinerten Tabletten
- ☐ Einwiegen der weiteren Bestandteile
- ☐ Mischen
- ☐ Evtl. erneut sieben

4.6 Methoden zur Bestimmung der Ansatzmengen

Zur Bestimmung der zur Füllung von Kapseln benötigten Pulvermenge stehen unterschiedliche Methoden zur Verfügung. Die Wahl der Methode ist unter anderem von der Wirkstoffmenge aber auch von den Eigenschaften des Pulvers oder den technischen Möglichkeiten abhängig. Einige Methoden lassen sich zudem kombiniert einsetzen. Aktuell werden die volumetrischen Methoden immer mehr durch die gravimetrische Methode abgelöst. Erstere sollten weitestgehend nur noch bei der Ermittlung der benötigten Volumina sowie zur Füllung hochdosierter Kapseln Anwendung finden. Aus den Ergebnissen einer volumetrischen Befüllung lassen sich dann Parameter für eine Herstellungsanweisung festlegen, die eine gravimetrische Ansatzmengenbereitstellung bei Wiedervorlage der Verordnung möglich machen. So werden Pulver- beziehungsweise Wirkstoffverluste minimiert und eine deutschlandweit einheitliche Herstellungstechnik wird angestrebt. Die DAC/NRF-Standardisierungen tendieren seit 2016/2 zur Nutzung der gravimetrischen Methode. Hier sind weniger Wirkstoffverluste zu erwarten, weniger Fehlerquellen vorhanden und eine schnellere Herstellung der Kapseln möglich. Durch in Herstellungsvorschriften festgelegte Standards, wie bereits für die Hydrocortisonkapseln nach DAC/NRF, wird eine landesweite Vereinheitlichung der Herstellung und Qualitätssicherung möglich.

Je nach Methode werden zur Bestimmung der Ansatzmenge unterschiedliche Kenngrößen benötigt, die entweder der Literatur beziehungsweise standardisierten Vorschriften entnommen werden können oder experimentell bestimmt beziehungsweise berechnet werden müssen.

4.6.1 Bestimmung des Kalibriervolumens und der Nennmasse

Was ist ein Kalibriervolumen und was ist die Nennmasse? Das Kalibriervolumen beziehungsweise die Nennmasse sind die benötigten Kenngrößen, um die richtige Ansatzmenge ermitteln zu können. Die Nennmasse wird für die gravimetrische Methode und das Kalibriervolumen für die volumetrischen Methoden benötigt.

Mit der bekannten Schüttdichte eines Pulvers und der Größe der Kapseln kann ausgerechnet werden, wie viel Pulver einer Mischung theoretisch in eine Kapsel passt. Da sich das Pulver im Messzylinder jedoch anders verhält als auf dem Kapselbrett, ist es teilweise sinnvoller, das sogenannte Kalibriervolumen experimentell für jede Kapselgröße und jedes Füllmittel zu ermitteln. Wird nur ein geringer Anteil Wirkstoff in das Füllmittel eingearbeitet, kann die Nennmasse des Füllmittels auf die Wirkstoff-Füllmittel-Mischung übertragen werden. Je größer hingegen der Wirkstoffanteil im Verhältnis zum Füllmittel ist, desto mehr beeinflusst der Wirkstoff das Verhalten des Pulvers, also auch seine Schüttdichte. Daher ist hier ein experimentelles Ermitteln des Kalibriervolumens dieser Wirkstoff-Füllmittel-Mischungen unerlässlich.

Praxistipp: Vorgehen beim Ermitteln des Kalibriervolumens

- 30 oder eine andere bestimmte Anzahl Kapselhüllen werden in das Kapselbrett gesteckt und geöffnet.
- Die Kapselböden werden erschütterungsfrei und vollständig mit der Pulvermischung befüllt.
- Sind die Kapselböden vollständig befüllt, wird das Brett arretiert und die Kapselböden ausgeschüttet. Bei den Standardbrettern ist zu beachten, dass die oberste Platte nur lose aufliegt und beim Umdrehen festgehalten werden muss. Damit die Kapselböden zudem nicht aus dem Brett gedrückt werden, sollte ein Festhalten der unteren Platte vermieden werden und stattdessen der Rahmen festgehalten werden. (Zur praktischen Handhabung des Bretts siehe Tabelle 7)
- Das Pulver wird z. B. auf einem Blatt Papier oder einem großen Kunststoffwägeschiff aufgefangen und wie in Kapitel „2.3.2 DAC-Probe 21" beschrieben erschütterungsfrei in einen Messzylinder überführt und das Kalibriervolumen abgelesen.
- Wird das Pulver zudem ausgewogen, kann neben dem Kalibriervolumen die Nennmasse bestimmt werden, welche bei der gravimetrischen Methode benötigt wird.

Wird nur die Nennmasse benötigt, ergeben sich zwei Möglichkeiten:

- Ermittlung der Nennmasse in einem separaten Schritt (angelehnt an die DAC-Probe 21): Hierbei wird wie oben beschrieben verfahren. D. h. die Kapselunterteile werden mit dem Pulver befüllt und wieder entleert. Anstelle der Volumenbestimmung mit dem Messzylinder erfolgt ein Auswiegen der Masse auf der Analysenwaage. Wird die durch Wiegen ermittelte Masse durch die Anzahl der Kapseln geteilt, ergibt sich die Nennmasse einer

Kapsel, welche auf jede beliebige Kapselmenge umgerechnet werden kann. Je mehr Kapseln eingesetzt werden, umso genauer ist das Ergebnis.
- Ermittlung während der Herstellung (nach der Ergänzungsmethode).
  Die verwendeten Kapselhüllen werden vor dem Einstecken in das Kapselbrett zusammen ausgewogen. Die Kapseln werden nach der Ergänzungsmethode befüllt, vollständig verschlossen und anschließend erneut gewogen.
  Subtrahiert man die Masse der leeren Kapseln von der Masse der gefüllten Kapseln, erhält man die Nennmasse für die gesamte Anzahl der Kapseln.
  Wird diese Masse durch die Anzahl der hergestellten Kapseln geteilt, ergibt sich wiederum die Nennmesse einer Kapsel.

  (Masse der gefüllten Kapseln) – (Masse der leeren Kapseln) = (Nennmasse für x Kapseln)
  (Nennmasse für x Kapseln) / x = (Nennmasse einer Kapsel)

Vorstellbar wäre es auch, das Kapselbrett mit leeren Unterteilen und gefüllten Unterteilen zu wiegen. Aufgrund des hohen Gesamtgewichts ist hier jedoch ein recht großer Wägefehler zu erwarten, daher ist davon abzuraten.

Für beide Methoden sollte im Anschluss die Ergänzung eines geringen Füllmittelzuschlags erfolgen.

Für das Bestimmen von Kalibriervolumen und Nennmasse werden folgende Geräte benötigt:
- Messzylinder mit 0,5 ml-Schritten für ein Brett mit 30 Kapseln. (Wichtig: Das maximale Volumen des Messzylinders sollte das 2,5-fache des erwarteten Volumens nicht übersteigen.)
- Pulvertrichter
- Kapselbrett
- Edelstahlschale
- Löffel
- 30 Kapseln (oder eine andere definierte, möglichst große Menge)
- ein Blatt Papier oder ein großes Wägeschiff
- Kartenblatt aus Papier oder Kunststoff
- Feinwaage

4.6.2 Ergänzungsmethode

Die Ergänzungsmethode kommt nahezu ohne Rechnen und mit wenigen Geräten aus, erfordert jedoch einen Zwischenschritt, bei dem die Kapselunterteile einmal vollständig entleert werden müssen [1, 5]. Vergleichbar ist diese Methode mit dem aus der Zäpfchenherstellung bekannten Münzel-Verfahren.

Die einzelnen Schritte bei der Durchführung der Ergänzungsmethode sind folgende:

1. Der Wirkstoff wird berechnet, vorbereitet und die benötigte Menge abgewogen. Falls nötig, wird ein Zuschlag und die Einwaagekorrektur berücksichtigt.
2. Ausreichend Füllmittel wird bereitgestellt. Dieses kann anhand der bekannten Kapselvolumina grob abgeschätzt werden. Beispiel: 30 Kapseln der Größe 1 sind zu befüllen: 0,5 ml passen in eine Kapsel. 30 x 0,5 ml = 15 ml. Diese können mit einem Messzylinder abgemessen werden oder nach Multiplikation mit der Schüttdichte abgewogen werden: 15 ml x 0,5 g/ml = 7,5 g
3. In einer glatten Schale wird ein Teil Füllmittel vorgelegt. Die Menge sollte ca. der Haufengröße des Wirkstoffs entsprechen.
4. Der Wirkstoff wird zugegeben und eine homogene agglomeratfreie Mischung hergestellt.
5. Mit Füllmittel wird auf ca. 60 bis 80 Prozent des zu erwartenden Volumens aufgefüllt, in obigem Beispiel für 30 Kapseln auf 9 bis 12 ml Gesamtvolumen.
6. Die Mischung wird vollständig und erschütterungsfrei in die Kapselunterteile überführt. Dabei ist darauf zu achten, dass kein Kapselboden ganz voll und keiner ganz leer ist.
7. Die Kapselunterteile werden mit Füllmittel vollständig aufgefüllt. Ein Überschuss wird vom Brett durch herunterschieben entfernt. Jetzt sind alle Kapseln gefüllt und das Volumen ist bestimmt.
8. Da die Kapselböden jetzt zu ungleichen Teilen mit Wirkstoff und Füllmittel befüllt sind, werden sie nach dem Fixieren der Kapselböden ausgeschüttet.
9. Die Pulvermischung wird in der glatten Schale homogenisiert. Hier kann eine kleine Menge Füllmittel, z. B. 10 mg bis 20 mg pro Kapsel der Größe 1, hinzugegeben werden, um sicherzustellen, dass beim erneuten Befüllen der Kapseln eher ein leichter Überschuss als zu wenig Material auf dem Brett liegt.
10. Die Kapselböden werden erneut mit der Pulvermischung erschütterungsfrei, vollständig und gleichmäßig befüllt. Ist ein leichter Überschuss vorhanden, wird dieser an den Rand des Bretts geschoben und gleichmäßig mit dem Kartenblatt auf das Brett oder mit einem Pistill an alle Seiten des Bretts geklopft, um das Pulver in den Kapseln leicht zu verdichten und Lufteinschlüsse zu entfernen. Anschließend wird das restliche Pulver eingestrichen.
    Inprozesskontrolle: Das gesamte Pulver ist in den Kapselböden, alle Kapselböden sind gleichmäßig und vollständig gefüllt.
11. Die Kapseln werden verschlossen und anschließend entstaubt, geprüft und verpackt.

4.6.3 Gravimetrische Methode

Für die gravimetrische Methode nach DAC/NRF muss die Schüttdichte des Füllgutes bekannt sein. Ist dies nicht der Fall, sollte diese experimentell über die DAC-Probe 21 oder über die Ergänzungsmethode bestimmt werden. Die Angabe einer auf das Milligramm genauen Menge Pulver ist dennoch weder nötig noch sinnvoll. In der Herstellungsanweisung sollte eine Menge angegeben werden, die zwischen der Masse liegt, die locker ohne zu verdichten in die Kapselunterteile eingefüllt werden kann und der Masse, die unter mehrmaligem Stampfen oder Klopfen eingefüllt werden kann. So ist es beim Befüllen der Böden möglich, chargen- und herstellungsspezifische Schwankungen des Pulvervolumens auszugleichen und eine vollständige Füllung der Kapselböden sicherzustellen. Die Wirkstoffmenge wird dabei durch die Rezeptur vorgegeben. Die Volumenanpassung erfolgt über die Menge des zugesetzten Füllmittels. Ändert sich die herzustellende Kapselanzahl, so kann nun per Dreisatz die benötigte Pulvermenge errechnet werden:

Beispiel:
Für 30 Kapseln der Größe 1 wurde eine Masse von 7,35 g Pulver experimentell ermittelt. Davon sind 2 g Wirkstoff und 5,35 g Füllmittel. Das entspricht einer Nennmasse von 245 mg pro Kapsel.
Für 120 Kapseln werden demnach 0,245 g x 120 = 29,4 g Pulver benötigt
Oder 7,35 g /30 x 120 = 29,4 g (oder x 4 über 120/30 = 4)
Davon sind 2 g x 4 = 8 g Wirkstoff und 5,35 g x 4 = 21,4 g Füllmittel

Wenn sich während der Herstellung zeigt, dass die Menge Pulver zu knapp ist, wird wie folgt korrigiert:

- Die Wirkstoffmenge ist durch die Verordnung vorgegeben und darf nicht geändert werden. Das Volumen kann also nur durch die Menge Füllmittel variiert werden.
- Je nach optischer Einschätzung wird eine entsprechend ausreichend große Menge Füllmittel zur Mischung zugegeben und homogen vermischt. Oder es wird Füllmittel auf dem Brett ergänzt, die Kapseln entleert, das Pulver gemischt und wieder eingefüllt (siehe Kapitel „4.6 Methoden zur Bestimmung der Ansatzmenge“).
- Über die Bestimmung des Gewichts aller gefüllten Kapseln und dem bekannten Gewicht der Kapselhüllen wird die neue Ansatzmenge ermittelt und in der Herstellungsanweisung für zukünftige Ansätze ergänzt:
  (Gewicht der gefüllten Kapseln) – (Gewicht der Kapselhüllen) = Ansatzmenge
  (Siehe auch: „4.2.1 Zu wenig Pulver – was nun?“)

Grundsätzlich sollten Daten aus mehreren Herstellungsgängen gesammelt, beurteilt und daraus die Angaben für die Herstellungsanweisung erstellt werden (Validierung). Bei einem Chargenwechsel des Füllmittels wird eine erneute Überprüfung der Werte empfohlen.

Im Folgenden ist die Durchführung der Kapselfüllung nach gravimetrischer Ansatzbestimmung detailliert beschrieben. Zur Berechnung der Ansatzmenge kann das DAC/NRF-Rechentool verwendet werden (siehe Kapitel „6 Inprozess- und Endkontrollen“).

1. Berechnen, vorbereiten und abwiegen der benötigten Wirkstoffmenge.
2. Gegebenenfalls berechnen und abwiegen von 0,5 Prozent hochdispersem Siliciumdioxid bezogen auf die Wirkstoffmenge.

3. Gegebenenfalls wird der Wirkstoff mit dem hochdispersen Siliciumdioxid gemischt.
4. Berechnen und abwiegen der benötigten Füllmittelmenge.
5. Die Pulver werden im Sandwichverfahren (Füllmittel – Wirkstoff – Füllmittel) und gegebenenfalls in zwei bis drei Teilschritten vollständig in eine glatte Edelstahlschale überführt und homogenisiert.
6. Die Kapselunterteile werden mit der Pulvermischung erschütterungsfrei, vollständig und gleichmäßig befüllt. Ist ein leichter Überschuss vorhanden, wird dieser an den Rand des Bretts geschoben und gleichmäßig mit dem Kartenblatt auf das Brett oder mit einem Pistill an alle Seiten des Bretts geklopft, um das Pulver in den Kapselunterteilen leicht zu verdichten und Lufteinschlüsse zu entfernen. Anschließend wird das restliche Pulver eingestrichen.

   Inprozesskontrolle: Das Pulver ist vollständig in den Kapselunterteilen, alle Kapselunterteile sind maximal gefüllt.
7. Die Kapseln werden verschlossen und anschließend entstaubt, geprüft und verpackt.

Beispiel für eine gravimetrische Ansatzmengenberechnung:

Vorgegeben sind

Wirkstoff pro Kapsel	0,02 g
Mannitol-Siliciumdioxid-Füllmittel	qs.
Anzahl herzustellender Kapseln	30

Kapselgröße 2, Volumen aus der Literatur 0,37 ml

Gesamtvolumen = 30 * 0,37 ml = 11,10 ml
Ermittelte Schüttdichte des Füllmittels: 0,52 g/ml
Das heißt, 0,52 g Füllmittel nimmt 1 ml Raum ein.
Die Gesamtmasse x an Füllmittel ergibt sich aus Schüttdichte * Gesamtvolumen:
11,10 ml * 0,52 g/ml = 5,77 g
x = 5,77 g

Wirkstoff für 30 Kapseln (siehe oben: Anzahl ist vorgegeben):
30 * 0,02 g = 0,60 g

Füllmittel für 30 Kapseln:
5,77 g – 0,60 g = 5,11 g Füllmittel

Hierbei wird angenommen, dass die Schüttdichte des Wirkstoffs annähernd der Schüttdichte des Füllmittels entspricht. Zusätzlich sollte ein geringer Überschuss Füllmittel gewählt werden, hier zum Beispiel 5,50 g statt 5,11 g.

4.6.4 Kalibriermethoden / Messzylindermethoden A und B des DAC/NRF

Die volumetrische DAC/NRF-Kapselfüllmethode A ist für Kapseln mit einem hohen Wirkstoffanteil vorgesehen. Hierbei wird im ersten Schritt der aufbereitete Wirkstoff mit 0,5 Prozent hochdispersem Siliciumdioxid homogen gemischt. So werden die Fließeigenschaften des Pulvers verbessert und der Wirkstoff erhält durch diesen Zusatz einen Überzug zum Schutz vor Feuchtigkeit. Die DAC/NRF-Kapselfüllmethode B ist für Kapseln mit einem niedrigen Wirkstoffanteil vorgesehen. Hier ist ein separater Zusatz von hochdispersem Siliciumdioxid nicht notwendig.

Beide Methoden gehen mit mehreren Umfüllschritten einher, durch die es zu unvermeidlichen Pulververlusten kommt. Daher ist die gravimetrische Füllmethode, die im Dezember 2016 in das DAC/NRF aufgenommen wurde, den volumetrischen Methoden vorzuziehen. Beim gravimetrischen Kapselfüllverfahren werden im Vergleich weniger Geräte benötigt. Das reduziert die Anzahl Oberflächen, an denen Wirkstoff haften bleiben und so der Mischung entzogen werden könnte (siehe „3.5 Mindergehalte vermeiden").

Unerlässlich sind die Messzylindermethoden für Kapselfüllungen, bei denen die Bestimmung der benötigten Massen zu aufwendig ist, z. B. bei der einmaligen Weiterverarbeitung von zerkleinerten Tabletten oder der Verwendung nicht standardisierter Füllmittel. Die Ergänzungsmethode könnte in diesen Fällen ebenfalls verwendet werden.

Bis zur Änderung DAC/NRF 2017/1 wurde die Methode A für Wirkstoffmengen größer 75 Prozent des Füllvolumens der Kapseln vorgeschlagen und die Methode B für Wirkstoffmengen zwischen zwei und 75 Prozent. Für Mengen kleiner zwei Prozent sollte die Lösemethode eingesetzt werden. Hier kann nach DAC/NRF 2017/1 alternativ eine Stammverreibung aus dem Wirkstoff und einem Teil des Füllstoffs hergestellt oder ein Wirkstoffkonzentrat eingesetzt werden.

Die Kalibriermethoden / Messzylindermethoden nach DAC/NRF werden wie folgt durchgeführt:

1. Bestimmung des Kalibriervolumens mit Füllmittel (siehe Kapitel „4.6.1 Bestimmung des Kalibriervolumens und der Nennmasse").
2. Der Wirkstoff wird vorbereitet und die benötigte Menge abgewogen (Zuschlag und Einwaagekorrektur beachten)
3. Ausreichend Füllmittel wird bereitgestellt. Dieses kann grob anhand der Kapselvolumina abgeschätzt werden.
   Beispiel: 30 Kapseln der Größe 1 sind zu befüllen:
   0,5 ml passen in eine Kapsel. 30 x 0,5 ml = 15 ml.
   Diese können mit einem Messzylinder abgemessen werden oder nach Multiplikation mit der Schüttdichte abgewogen werden:
   15 ml x 0,5 g/ml = 7,5 g

4. Methode A: 0,5 Prozent hochdisperses Siliciumdioxid bezogen auf die Wirkstoffmasse wird abgewogen.
5. Methode A: Das hochdisperse Siliciumdioxid wird mit dem Wirkstoff homogen in einer glatten Schale gemischt.
6. Methode B: In einer glatten Schale wird der Wirkstoff im Sandwichverfahren mit ca. 80 Prozent des Füllmittels homogen gemischt.
7. Die Mischung wird in den Messzylinder überführt (etwas Füllmittel im Messzylinder vorlegen).
8. Mit Füllmittel wird auf das Kalibriervolumen aufgefüllt.
9. Die Mischung wird vollständig in die glatte Schale überführt und homogenisiert. Hier kann eine kleine Menge Füllmittel hinzugegeben werden, um sicherzustellen, dass beim erneuten Befüllen der Kapseln eher ein leichter Überschuss als zu wenig Material auf dem Brett liegt. Inprozesskontrolle: homogene Mischung.
10. Die Kapselunterteile werden mit der Pulvermischung erschütterungsfrei, vollständig und gleichmäßig befüllt. Ist ein leichter Überschuss vorhanden, wird dieser an den Rand des Bretts geschoben und gleichmäßig mit dem Kartenblatt auf das Brett oder mit einem Pistill an alle Seiten des Bretts geklopft, um das Pulver in den Kapselunterteilen leicht zu verdichten und Lufteinschlüsse zu entfernen. Anschließend wird das restliche Pulver eingestrichen.
11. Inprozesskontrolle: Das Pulver ist vollständig in den Kapselunterteilen, alle Kapselunterteile sind maximal gefüllt.
12. Die Kapseln werden verschlossen und anschließend entstaubt, geprüft und verpackt.

Tabelle 8 stellt die verschiedenen Kapselfüllmethoden gegenüber.

Arbeitsschritt	Gravimetrische Methode	Methode A	Methode B	Ergänzungsmethode
Voraussetzung	Die Schüttdichten für Füllmittel und Wirkstoff bzw. der Mischung sind bekannt.	Kalibriervolumen wurde bereits ermittelt.		
Wirkstoff	Falls notwendig: Vorbereitung des Wirkstoffs (Zerkleinern, Zuschläge und Einwaagekorrekturen vornehmen, Feineinwaage)			
Hilfsstoffe	Einwaage des Füllmittels (vom Wirkstoff getrennt durchführen)	Einwaage von 0,5 % hochdispersem Siliciumdioxid bezogen auf die Wirkstoffmasse	Grobes Abmessen der voraussichtlich benötigten Füllmittelmenge im Messzylinder oder auf einem Schiffchen. (Bei der Methode B unterscheidet das DAC/NRF zur Zeit in Abhängigkeit von der Wirkstoffmenge zwei unterschiedliche Vorgehen, die hier in einem kombinierten und angepassten Schritt gleich gehandhabt werden)	

Arbeitsschritt	Gravimetrische Methode	Methode A	Methode B	Ergänzungsmethode
Vormischen	Einbettung des Wirkstoffs in zwei gleich große Füllmittelanteile im Sandwichverfahren	Verreiben des Wirkstoffs mit hochdispersem Siliciumdioxid	Herstellen eines Wirkstoffkonzentrats mit einem Teil Hilfsstoff (bis ca. 80 % des Endvolumens, ggf. in Teilschritten aufschaukeln)	
Mischen	Mischen von Wirkstoff und Füllmittel (mind. dreimaliger Wechsel von Verreiben und Abschaben)			
Bestimmung des Volumens		Einfüllen der Mischung in den Messzylinder (sinnvollerweise wird hier etwas Füllmittel vorgelegt um ein Anhaften des Wirkstoffs zu verhindern)		Einfüllen der Vormischung in die Kapselunterteile (keine ganz voll, keine ganz leer)
Füllmittel ergänzen		Ergänzen auf das Kalibriervolumen. Zugabe eines Füllmittelzuschlags.		Ergänzen mit Füllmittel bis alle Kapselunterteile vollständig gefüllt sind. Zugabe eines Füllmittelzuschlags
Überführen des Pulvers		Pulver zurück in die Mischschale geben		Arretierung der Schrauben zur Fixierung der Kapselunterteile. Ausschütten des Pulvers in die Schale
	Homogenisieren der Pulvermischung (IPK: homogen, agglomeratfrei)			
	Einstreichen der homogenen Pulvermischung in die Kapselunterteile (IPK: vollständig gefüllt). Gegebenenfalls leichtes Verdichten des Pulvers durch Klopfen. Verschließen der Kapseln.			

Tab. 8: Gegenüberstellung der verschiedenen Kapselfüllmethoden

Checkliste: Kapseln

- ☐ Wirkstoff: Richtige Wahl? Salz umgerechnet?
- ☐ Ausreichend feine Ware? (ggf. nach grober Vorwaage: zerkleinern und sieben)
- ☐ Einwaagekorrekturfaktor berücksichtigt?
- ☐ Wirkstoffzuschlag berechnet?
- ☐ Fließregulier-/ Feuchteschutzzusatz notwendig?
- ☐ Berechnung: Wirkstoffmenge pro Kapsel x Einwaagekorrekturfaktor x Wirkstoffzuschlag x Anzahl Kapseln
- ☐ Füllvolumen/ Nennmasse bekannt? Benötigte Füllmittelmenge bekannt?
- ☐ Füllmittelüberschuss?
- ☐ Homogene Mischung?
- ☐ Richtiger Zusammenbau des Bretts geprüft?
- ☐ Kapselunterteile sitzen locker im Brett und schauen nicht über, sinken aber auch nicht zu tief ein?
- ☐ Kapselunterteile vollständig und gleichmäßig befüllt?
- ☐ Pulver vollständig eingefüllt?
- ☐ Endkontrollen durchgeführt?

Checkliste: Mindergehalte vermeiden

- ☐ Möglichst wenig Arbeitsgeräte einsetzen
- ☐ Möglichst selten umfüllen
- ☐ Verwendung glatter Edelstahlschalen mit glattem Pistill
- ☐ Füllmittelmenge gering halten – möglichst kleine Kapselhüllen verwenden
- ☐ Wirkstoffzuschläge in begründeten Fällen nach Risikoabschätzung wählen

4.7 Pellets in Kapseln

Das Befüllen von Kapseln mit Pellets wird derzeit in Deutschland in öffentlichen Apotheken nur beim Verdünnen von Fertigarzneimitteln praktiziert. Empfehlenswert ist es, ebenso wie bei der Herstellung von Kapseln aus Tabletten, eine möglichst große Menge niedrigdosierter Kapseln des Fertigarzneimittels einzusetzen. Industriell werden teilweise wirkstofffreie Pellets zum Auffüllen des Volumens der Kapselböden verwendet. Um Fehldosierungen zu vermeiden, sollten Kapseln mit diesen Pellets nicht eingesetzt werden. Aus Gründen des Mitarbeiterschutzes sollten einige Wirkstoffe sofern verfügbar ausschließlich als Pellets verarbeitet werden. Auch sehr hygroskopische Wirkstoffe, die nicht als Pulver verarbeitet werden können, sind so verarbeitbar. Die Herstellung kann nach dem folgenden Schema erfolgen:

1. Öffnen und entleeren von mindestens 20 Kapseln auf ein tariertes Wägeschälchen.
2. Bestimmen der Gesamtmasse der Pellets.

3. Berechnen der benötigten Pelletmasse pro Kapsel, um den gewünschten Wirkstoffgehalt pro Kapsel zu erhalten.
   Beispiel: Die Pellets aus 20 Kapseln à 10 mg Wirkstoff (= 200 mg Wirkstoff gesamt) wiegen 1,5 g = 1500 mg.
   Das Gesamtgewicht der Pellets geteilt durch die darin enthaltene Wirkstoffmasse ergibt den Faktor. Achtung: Einheiten beachten!
   1500 mg / 200 mg = 7,5 f = 7,5
4. Berechnung der benötigten Pelletmasse pro Kapsel.
   Beispiel: Hergestellt werden sollen 20 Kapseln zu 5 mg:
   Die benötigte Wirkstoffmasse multipliziert mit dem Faktor ergibt die Gesamtmasse.
   5 mg x 7,5 = 37,5 mg
   37,5 mg Pellets entsprechen 5 mg Wirkstoff.
5. Auf einem möglichst leichten Wägeschiffchen werden jeweils 20 Mal hintereinander 37,5 mg der Pellets abgewogen und manuell und vollständig in die 20 Kapselunterteile überführt. Die Kapseln müssen nicht vollständig gefüllt sein. Jede Kapsel wird manuell verschlossen. Durch das einzelne Abwiegen erübrigen sich die Endkontrollen zur Massebestimmung sofern beim Überführen keine Pellets verloren gegangen sind.

Alternativ können die einzelnen Pellets ausgezählt und auf die Leerkapseln gleichmäßig verteilt werden.

4.8 Lösemethode

Die Entwicklung einer eigenen Herstellungsanweisung nach der Lösemethode birgt einige Schwierigkeiten, sodass diese für die Praxis nur begrenzt geeignet ist und daher außerhalb der Standardisierungen keine Anwendung findet. Die Lösemethode kann bis zu einem Wirkstoffanteil von fünf Prozent am Füllmittel beziehungsweise an der Nennmasse eingesetzt werden.

Bei der Lösemethode wird der Wirkstoff in einem Lösemittel zuerst vollständig gelöst. Im Anschluss wird das Füllmittel, welches sich darin nicht lösen darf, mit der Wirkstofflösung in mehreren Teilschritten imprägniert. Das Lösemittel verdampft und die Partikel kristallisieren gleichmäßig auf den Partikeloberflächen des Füllmittels aus. Da die Partikel dabei fest mit dem Füllmittel verbunden werden, ist eine gleichmäßigere Wirkstoffverteilung als bei klassischen Pulververreibungen zu erwarten. Die Lösemethode kann sowohl volumetrisch als auch gravimetrisch umgesetzt werden. Eine Voraussetzung für diese Methode ist, dass die Lösemittel zügig verfliegen und in den fertigen Kapseln nicht mehr enthalten sind. Im DAC/NRF 26.3. HCT- Kapseln ist die Lösemethode detailliert beschrieben.

Checkliste: Lösemethode

- ☐ Der Wirkstoff muss sich vollständig in dem Lösemittel lösen.
- ☐ Der Füllstoff darf sich nicht im Lösemittel lösen.
- ☐ Das Lösemittel muss vollständig abdampfen und darf nicht toxisch sein (Einstufung nach ICH-Leitlinien).
- ☐ Die Pulvermischung muss zügig hergestellt werden. Da das Lösemittel schnell verdampft, ist mit einer Rekristallisierung des Wirkstoffs an den Arbeitsgeräten zu rechnen.
- ☐ Endkontrolle: Es darf kein Geruch nach Lösemittel vorliegen. Auf dem Etikett ist das Lösemittel nach Art mit dem Vermerk „im Endprodukt nicht enthalten" zu deklarieren.

4.9 Kapseln mit schmelzbarem Füllgut

Die bekannteste Rezepturformel für Kapseln mit schmelzbarem Füllgut ist die NRF-Vorschrift für die betäubungsmittelpflichtigen Dronabinol-Kapseln (NRF 22.7.). Hierbei wird das harzige Dronabinol zuerst erwärmt und anschließend homogen in geschmolzenem stabilisierten Hartfett verteilt. Danach erfolgt einzeln die vollständige Füllung der Kapselunterteile mit der Schmelze unter Zuhilfenahme einer Einwegspritze und einer Kanüle. Um herstellungstechnische Verluste zu kompensieren, wird hier ein Zuschlag von zehn Prozent empfohlen, der nach BtM-Recht zu dokumentieren ist. In der DAC/NRF-Vorschrift 22.7. ist die Herstellung schrittweise mit geeigneten Inprozess- und Endkontrollen ausführlich beschrieben. Die Firma Bionorica stellt komplette Herstellungskits und Dokumentationssets zur Verfügung. Sie enthalten, neben den Ausgangsstoffen, die Formulare zur Dokumentation nach NRF sowie Prüfkits für die Eingangskontrolle der Wirk- und Hilfsstoffe.

5 Arzneimitteltherapiesicherheit (AMTS)

Im Rahmen der Therapiesicherheit ist es insbesondere bei mehreren benötigten Präparaten für einen Patienten wichtig, Verwechslungen auszuschließen. Hierbei können sowohl Look-alikes als auch Sound-alikes eine Rolle spielen. Wenn ein Patient beispielsweise zwei verschiedene Kapseln zu unterschiedlichen Zeiten oder in unterschiedlichen Mengen nehmen muss, ist es sinnvoll, verschiedenfarbige Kapselhüllen zu verwenden. Ebenfalls kann mit unterschiedlichen Etikettenfarben gearbeitet werden, die jeweils einem Wirkstoff zugeordnet werden können. Eine zusätzliche Hilfestellung bietet die Nutzung von Großbuchstaben für die zu unterscheidenden Wortteile, beispielsweise: PropAFENON und PropRANOLOL.

Ebenso ist es für die AMTS wichtig, die Patienten oder Pflegenden in der Anwendung ausreichend zu schulen und ein hochwertiges, korrekt dosiertes Rezepturarzneimittel zu produzieren. Die hier genannten und andere Punkte werden in den verschiedenen Kapiteln dieses Leitfadens ausführlich betrachtet, zum Beispiel in den Kapiteln

4 Herstellung,
6 Inprozess- und Endkontrollen,
8 Gebrauchsanweisung und Art der Anwendung,
8.1 Öffnen der Kapsel und suspendieren des Inhalts,
9 Kennzeichnung von Rezepturen nach § 14 ApBetrO.

6 Inprozess- und Endkontrollen

Nach jedem Teilschritt der Herstellung kann und sollte eine Inprozesskontrolle (IPK) erfolgen. Diese sollte einfach durchzuführen und möglichst nicht zerstörerisch sein. Die Inprozesskontrollen dienen der Überprüfung der Einhaltung der geplanten und validierten Herstellungsschritte anhand der festgestellten Ergebnisse und belegen die hohe und gleichbleibende Qualität des Rezepturarzneimittels.

Praxistipp: Mögliche Inprozess- und Endkontrollen

Pulver:

- Sieben des Wirkstoffs nach dem Zerkleinern und vor der Feineinwaage um Agglomerate und nicht zerkleinerte Aggregate zu erkennen und zu zerstören bzw. abzutrennen.
- Rückwägung der Wägeunterlage des Wirkstoffs. Der Rückstand sollte weniger als ein Prozent betragen. Bei der Ist-Einwaage ist folgender Wert einzutragen:
  Einwaage – Rückwägung = Ist-Einwaage
- Aufschwimmen des hochdispersen Siliciumdioxids nach Zugabe zum Hilfsstoff oder Wirkstoff: leichtes Aufklopfen der Mischschale auf den Tisch. Durch den Müslieffekt werden Siliciumdioxid-Agglomerate an die Oberfläche geschwemmt.
- Homogenität der Mischung im Hinblick auf Färbung und Korngröße (Gegebenenfalls durch Farbstoffzusatz während des Mischens prüfen).
- Vollständige, gleichmäßige Füllung der Kapselunterteile ohne Pulverrückstand auf dem Brett.

Kapseln:

- Ausreichend vorverschlossene oder vollständig geschlossene Kapseln (je nach Patient)
- Keine Risse und Dellen an den Kapselhüllen der verschlossenen und gefüllten Kapseln
- Keine Pulveranhaftungen an den Kapseln
- Masseverlust
- Masseneinheitlichkeit
- Masserichtigkeit

6.1 Homogenität

Die Homogenität eines Pulvers wird dadurch erreicht, dass die Korngrößen der zu mischenden Pulverpartikel gleich groß sind und eine ausreichend lange Mischzeit ausgewählt wird. Hierbei kann zugunsten der Mischgüte jederzeit von DAC/NRF-Vorgaben abgewichen wer-

den. Diese sind lediglich als Richtlinie zu verstehen. Um ein versehentliches Zerkleinern mit einhergehender Volumenvergrößerung der Mischung zu verhindern, sollte das Mischen in einer glatten Schale und drucklos erfolgen. Das DAC/NRF empfiehlt grundsätzlich die Verwendung von Edelstahlschalen. Entsprechend sind alle Substanzen vor dem Mischen einzeln und gegebenenfalls in kleinen Portionen in einer rauen Schale zu zerkleinern und zu sieben. Erst danach erfolgt die Feineinwaage und die eigentliche Mischung des Pulvers.
Die Grundoperationen lauten also:

Grobe Vorwaage – Zerkleinern – Sieben (180 µm) – feine Einwaage – Mischen

Zum leichteren Zerkleinern kann laut DAC/NRF „Allgemeine Hinweise, I.9. Kapseln" auch ein Silicumdioxidzusatz erfolgen. Dieser muss dann in der Folge bei der Feineinwaage mit einem Korrekturfaktor berücksichtigt werden, da der Wirkstoff dann verdünnt vorliegt. DAC/NRF errechnet hierfür den Faktor f_{SiO2}, mit dem die benötigte Wirkstoffmenge zu ermitteln ist, wie folgt:

$f_{SiO2} = (m_{RS} + m_{SiO2}) / m_{RS}$
m_{RS} : Wirkstoff-Rezeptursubstanz in Gramm
m_{SiO2}: Hochdisperses Siliciumdioxid in Gramm

Durch Zusatz eines Farbstoffs kann ebenfalls die Mischgüte beurteilt werden (siehe „4.5 Raue oder glatte Schale? – Beurteilung der Mischgüte"). Ist der Farbstoff in der Endmischung nicht gewünscht, kann er nur bei der Anfertigung von Testchargen zur Validierung herangezogen werden. Dabei wird aus dem Wirkstoff, dem für das Rezepturarzneimittel vorgesehenen Füllmittel und Farbstoff eine homogene Mischung hergestellt, es werden die kritischen Parameter für die Herstellungsanweisung bestimmt und beschrieben. Hierzu zählt zum Beispiel die zur Homogenisierung benötigte Mischzeit bei der gewählten Herstellungstechnik und die Anzahl der Portionen, in denen der Füllstoff zur Mischung hinzugegeben wird. In regelmäßigen Abständen sollte dann eine gefärbte Testcharge hergestellt werden, um die Parameter zu überprüfen.

6.2 Gleichförmigkeit einzeldosierter Arzneiformen

Das Europäische Arzneibuch (Ph. Eur.) kennt mehrere Methoden zur Überprüfung der Gleichförmigkeit. „2.9.5 Gleichförmigkeit der Masse einzeldosierter Arzneiformen" und „2.9.6 Gleichförmigkeit des Gehalts einzeldosierter Arzneiformen" sind, im Vergleich zu „2.9.40 Gleichförmigkeit einzeldosierter Arzneiformen" die etablierten beziehungsweise älteren Methoden. Im Grunde werden mit jeder der drei Methoden dieselben Parameter überprüft, jedoch etwas andere Vergleichsparameter zugrunde gelegt.

In der Apotheke sind nicht alle Methoden im Rahmen der Überprüfung von Rezepturarzneimitteln durchführbar, da einige zerstörerisch sind und demnach eine deutlich größere

Charge hergestellt werden müsste, wenn jeweils zehn bis 20 Einzeldosen zu Testzwecken herangezogen werden müssten. Ebenfalls sind teilweise die notwendigen Geräte für die bereits validierten Methoden sehr teuer.

DAC/NRF schlägt eine an Ph. Eur. 2.9.40 angelehnte praktikable Prüfung vor und stellt hierzu online eine passende Rechenhilfe zur Verfügung. Die Rechenhilfe der Version 2017/1 kann für die vollständige Herstellung in Kombination mit dem zugehörigen Herstellungsprotokoll und der Herstellungsanweisung verwendet werden.

Im Folgenden wird die bisher herangezogene Methode der Ph. Eur. 2.9.5 beschrieben, welche in der Zukunft mehr und mehr durch die Ph. Eur. 2.9.40 abgelöst werden wird. Im Anschluss wird die modifizierte Variante des DAC/NRF auf der Basis der Ph. Eur. 2.9.40 erklärt. Die Prüfung auf Gleichförmigkeit des Gehalts ist in der Praxis häufig schwer zu etablieren. Für kritische Defekturen ist sie jedoch durchaus sinnvoll, wobei hier gegebenenfalls eine halbquantitative Gehaltsbestimmung nach Ph. Eur. „2.2.27 Dünnschichtchromatopgraphie" eine Alternative bietet. Dabei ist für jeden Wirkstoff eine eigene Prüfmethode festzulegen. Diese sollte sich möglichst am Arzneibuch orientieren. Durchgeführt werden können neben den DCs auch Titrationen, UV-Vis Messungen oder HPLC-Untersuchungen. Zudem können Kapselrezepturen stichprobenweise zur Untersuchung an das ZL gesendet werden, Informationen hierzu sind auf der Internetseite des ZL zu finden. Auf die Gehaltsbestimmungen wird aus den genannten Gründen hier nicht genauer eingegangen.

6.3 Ph. Eur.: Gleichförmigkeit der Masse einzeldosierter Arzneiformen

Die Prüfung gemäß Ph. Eur. „2.9.5 Gleichförmigkeit der Masse einzeldosierter Arzneiformen" wird als mindestens notwendige Endkontrolle in der Apotheke verlangt. Hiernach werden 20 Kapseln einer Charge zufällig ausgewählt und für die Prüfung herangezogen.

Die Korrelation zum Gehalt ist allerdings nur begrenzt gegeben, da lediglich das Gewicht berücksichtigt wird, nicht jedoch die Mischgüte des Pulvers in den Kapseln. So ist es durchaus denkbar, dass Kapseln die Prüfung auf Gleichförmigkeit der Masse bestehen, bei einer Gehaltsuntersuchung hingegen nicht freigegeben werden dürften. Um so wichtiger ist es, die als kritisch zu betrachtenden Kapseln für die Prüfung heranzuziehen. Herstellungstechnisch bedingt werden häufig die Kapselunterteile in der Brettmitte mit mehr Pulver befüllt, als die randständigen Kapselunterteile. Zum Probenzug bietet sich daher das in Abbildung 10 gezeigte Schema an. Durch den gezielten Probenzug in der Mitte und am Rand werden grundsätzlich die kritischeren Kapseln für die Prüfung herangezogen, so dass hier eine größere Sicherheit der Ergebnisse als beim zufälligen Probenzug erzielt wird.

Bei der Untersuchung von zehn Kapseln nach Ph. Eur. „2.9.40 Gleichförmigkeit einzeldosierter Arzneiformen" werden an den fünf Positionen jeweils nur zwei Kapseln entnommen. Die vier Kapseln aus den vier Ecken sollten dabei grundsätzlich zur Prüfung herangezogen werden.

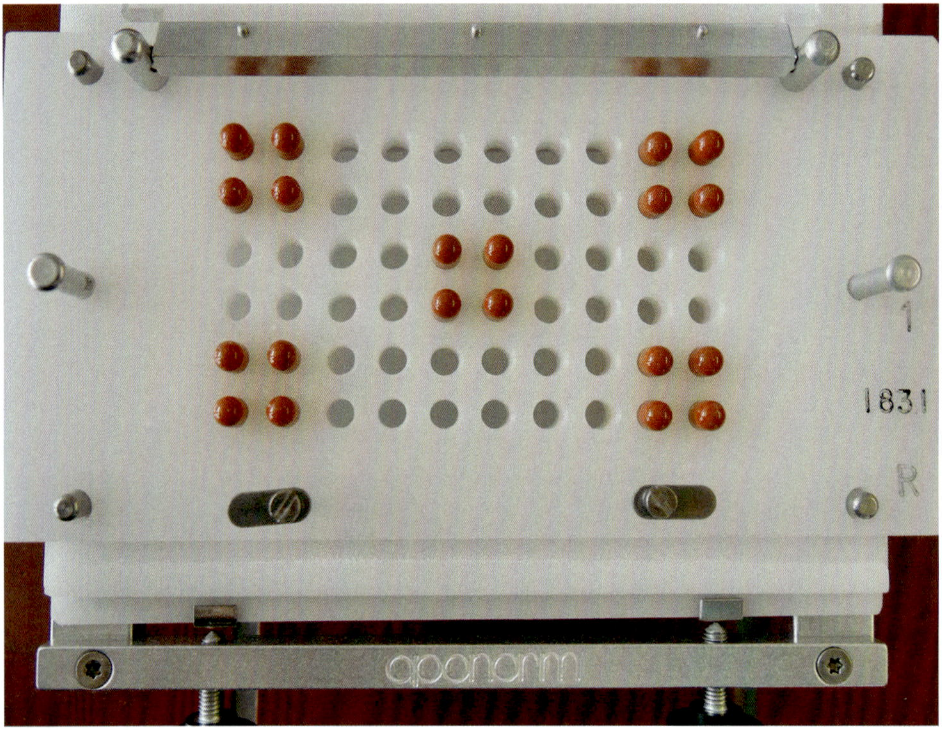

Abb. 10: Schema zur Probenziehung bei der Prüfung auf Gleichförmigkeit. Foto © Julia Potschadel

6.3.1 Durchführung der Prüfung auf Gleichförmigkeit nach Ph. Eur.

Bei der Prüfung Ph. Eur. „2.9.5 Gleichförmigkeit der Masse einzeldosierter Arzneiformen" wird zunächst das Gewicht des Inhalts von 20 Kapseln bestimmt, ohne die Kapseln zu zerstören. Hierzu muss das Leergewicht der Kapselhüllen bekannt sein. Wird dies nicht berücksichtigt, wird das Ergebnis verfälscht, da ein zu hoher Bezugswert (100 %) zugrunde gelegt wird. Einmalig für jede Kapselhüllencharge wird daher wie folgt vorgegangen:

1. 20 Kapselhüllen werden gemeinsam auf der Analysenwaage ausgewogen.
2. Das Ergebnis ist durch 20 zu teilen, um das durchschnittliche Gewicht einer Kapselhülle zu erhalten.
3. Aus dem Bulk wird eine leere Kapselhülle herausgesucht, die diesem Durchschnittsgewicht entspricht und als zukünftige Tara-Kapsel für diese Charge separiert.
   Beispiel: 20 Kapseln der Größe 1 wiegen 1.520 mg
   Durchschnittsgewicht einer Kapselhülle = 1.520 mg / 20
   = 76 mg

Die Prüfung auf Gleichförmigkeit ist mit den hergestellten Kapseln so durchzuführen:

1. Gesamtgewicht von 20 gefüllten Kapseln auswiegen
2. Berechnen des Durchschnittsgewichts des Inhalts einer Kapsel:
   Das Durchschnittsgewicht eines Kapselinhalts entspricht dem Gewicht der 20 gefüllten Kapseln in Milligramm geteilt durch die Anzahl der Kapseln (hier 20) minus dem Durchschnittsgewicht einer leeren Kapselhülle.
   Beispiel: 20 gefüllte Kapseln wiegen 7.500 Milligramm.
   7.500 mg / 20 = 375 mg
   375 mg – 76 mg = 299 mg
   Eine Kapsel ist im Schnitt mit 299 Milligramm Pulver gefüllt.
3. Nachschlagen, welche prozentuale Abweichungsgrenze laut Europäischem Arzneibuch Gültigkeit hat:
   $<$ 300 mg 10 %
   $>$ 300 mg 7,5 %
   Der Kapselinhalt wiegt in unserem Beispiel 299 Milligramm, daher gilt die 10-Prozent-Grenze.
   Maximal zwei Kapseln dürfen außerhalb dieser Grenze liegen, jedoch darf keine um mehr als das Doppelte (hier 20 Prozent) abweichen.
4. Ausrechnen der Grenzen 90 Prozent und 110 Prozent
   10 % von 299 mg = 299 mg/100 *10 = 29,9 mg
   299 mg + 29,9 mg = 328,9 mg
   299 mg – 29,9 mg = 269,1 mg
   Die Massen müssen zwischen 328,9 Milligramm und 269,1 Milligramm liegen.
5. Analog ist mit der 20-Prozent-Grenze zu verfahren.
6. Die Tara-Kapsel wird auf die Wägeunterlage gelegt und die Tarataste betätigt.
7. Beim Herunternehmen der Tara-Kapsel muss die Waage in diesem Beispiel -76 mg anzeigen (Inprozesskontrolle).
8. Nacheinander werden alle 20 Kapseln aufgelegt und die Gewichte notiert. Die Waage zeigt direkt das Gewicht des verkapselten Pulvers an. Anschließend ist zu vergleichen, ob die errechneten Grenzen über- bzw. unterschritten wurden.
9. Ist dies bei maximal zwei Kapseln der Fall, kann die Charge freigegeben werden.
10. Liegen eine oder zwei Kapseln außerhalb der Grenzen, wird errechnet, ob sie um mehr als das Doppelte (im Beispiel: 20 Prozent) abweichen. Ist dies nicht der Fall, kann die Charge freigegeben werden.
11. Liegen mehr als zwei Kapseln außerhalb der ersten Grenze oder überschreiten eine oder mehr Kapseln die zweite Grenze, darf die Charge nicht freigegeben werden, da sie nicht den Anforderungen des Arzneibuches entspricht.

Bei einem Füllgewicht von mehr als 300 Milligramm ist analog die 7,5-Prozent-Grenze zu verwenden.

Praxistipp:
Die Nutzung einer (möglichst leichten) Wägeunterlage verhindert das Wegrollen der Kapseln auf der Waage.
Die Waage pendelt sich schneller ein, wenn die neue Kapsel aufgelegt wird, bevor die bereits gewogene Kapsel heruntergenommen wird.

6.4 DAC/NRF: Masseverlust, Masseneinheitlichkeit, Masserichtigkeit

Die im DAC/NRF beschriebenen Prüfungen auf Masseverlust, Masseneinheitlichkeit und Masserichtigkeit sind angelehnt an die Vorschrift Ph. Eur. „2.9.40 Gleichförmigkeit einzeldosierter Arzneiformen". Nach der DAC/NRF-Methode werden folgende Parameter geprüft:

- Masseverlust
- Masseneinheitlichkeit
- Masserichtigkeit

Detaillierte mathematische Erläuterungen für die im Folgenden erklärten Endkontrollen sind dem DAC/NRF zu entnehmen und würden an dieser Stelle zu weit führen. Zur Durchführung der Methoden wird daher als Rechenhilfe die neu überarbeitete Excel-Rechenhilfe „Pulvergefüllte Hartkapseln" in den Tools des DAC/NRF-online (www.dac-nrf.de) empfohlen (Abbildung 11).

Das Tool leitet durch die gesamte Kapselherstellung und berechnet automatisch die zu dokumentierenden Werte. Ein Ausdruck der Tabelle kann zur Dokumentation an das Herstellungsprotokoll geheftet oder mit einer klaren Zuordnung und regelmäßigen Sicherung digital gespeichert werden.

6.4.1 Masseverlust

Durch Anhaftungen an den Arbeitsgeräten und andere Einflussfaktoren kommt es während der Kapselherstellung unweigerlich zu Pulververlusten. Sind diese zu groß, erhält der Patient unterfüllte und damit zu niedrig dosierte Kapseln.

DAC/ NRF empfiehlt zurzeit, einen Verlust von unter drei Prozent anzustreben. Experimentelle Daten, die diese Grenze belegen, fehlen aktuell noch. Je mehr Oberflächen im Verhältnis zu dem zu verkapselnden Pulver beziehungsweise der herzustellenden Kapselmenge vorhanden sind, desto größer ist der Masseverlust zu erwarten. Werden nur wenige Kapseln hergestellt, ist von höheren Verlusten auszugehen.

DAC/NRF-Rechenhilfe

Pulvergefüllte Hartkapseln: Inprozessprüfung auf Masseneinheitlichkeit, Masseverlust, Masserichtigkeit

Stand: 2017/1

Eingabe: Istwerte aus Herstellungsprotokoll zum Rezepturansatz				
Anzahl Kapseln	x =	60	Stück	(wird automatisch aus Tabellenblatt "Ansatzberechnung" eingefügt)
Nominalmasse Kapselinhalt (beim massebasierten Verfahren)	m_{KI} =	0,245	g	(wird automatisch aus Tabellenblatt "Ansatzberechnung" eingefügt)
Ist-Einwaage Wirkstoff-Rezeptursubstanz	$m_{RS\text{-}Ansatz}$ =	0,0662	g	
Ist-Einwaage Füllmittel	$m_{FM\text{-}Ansatz}$ =	14,64	g	
Eingabe: Inprozessprüfung				
Anzahl n Kapselhüllen	n =	20	Stück	(mindestens 20 Stück)
Masse n Kapselhüllen	m_{Hn} =	1,5000	g	
Masse x Kapseln	m_x =	18,8210	g	
Masse Kapsel 1	m_{K1} =	0,3058	g	
Masse Kapsel 2	m_{K2} =	0,3136	g	
Masse Kapsel 3	m_{K3} =	0,3210	g	
Masse Kapsel 4	m_{K4} =	0,3010	g	
Masse Kapsel 5	m_{K5} =	0,3057	g	
Masse Kapsel 6	m_{K6} =	0,3135	g	
Masse Kapsel 7	m_{K7} =	0,3210	g	
Masse Kapsel 8	m_{K8} =	0,3219	g	
Masse Kapsel 9	m_{K9} =	0,3099	g	
Masse Kapsel 10	m_{K10} =	0,3168	g	
Berechnung: Masseneinheitlichkeit				
Standardabweichung	s =	0,0073	g	
relative Standardabweichung Masse Kapselinhalt	s_{rel} =	3,07	%	(noch kein Grenzwert festgelegt; Empfehlung: ≤ 5 %)
Berechnung: Masseverlust				
Rezepturansatz	m_{ideal} =	14,7062	g	
Masse x Kapselhüllen	m_{Hx} =	4,5000	g	
prozentualer Masseverlust		2,62	%	(noch kein Grenzwert festgelegt; Empfehlung: ≤ 3 %)
Berechnung: Masserichtigkeit				
Masse 10 Kapseln K1 bis K10	m_{10} =	3,1302	g	
Mittelwert der 10 Kapseln	$m_{øK}$ =	0,3130	g	
Mittelwert der n Kapselhüllen	$m_{øH}$ =	0,0750	g	
Mittelwert Kapselinhalt	$m_{øKI}$ =	0,238	g	(gute Übereinstimmung mit Nennwert m_{KI} beim massebasierten Verfahren)
prozentuale Abweichung Kapselinhalt	proz. $\Delta m_{øKI}$ =	-2,93	%	(noch kein Grenzwert festgelegt; Empfehlung: −3 % bis +1 %)

Abb. 11: Rechenhilfe „Pulvergefüllte Hartkapseln" von DAC/NRF, Stand 2017/1

6.4.2 Masseneinheitlichkeit

Die Prüfung auf Masseneinheitlichkeit ist die jüngere Schwester der „2.9.5 Gleichförmigkeit der Masse einzeldosierter Arzneiformen". Als Vergleichsgröße zur Bestimmung der Masseneinheitlichkeit der Hartkapseln dient hier nicht der Mittelwert der Masse des Kapselinhalts, sondern die relative Standardabweichung aus den Massen des Inhalts der untersuchten Kapsel. Somit wird hier auch die Streuung um den Mittelwert berücksichtigt. Eine solide Datenbank für Grenzwerte steht zurzeit noch nicht zur Verfügung, kann aber für häufig vorkommende Rezepturen in der eigenen Apotheke erstellt werden. Als Grenzwert für die Freigabe einer Rezeptur wird von DAC/NRF eine relative Standardabweichung von unter fünf Prozent empfohlen. Es müssen mindestens zehn Kapseln geprüft werden. Auch hier sollten die zur Prüfung herangezogenen Kapseln an den kritischen Stellen des Bretts gezogen werden (siehe „6.3 Gleichförmigkeit der Masse einzeldosierter Arzneiformen").

6.4.3 Masserichtigkeit

Bei der gravimetrischen Herstellung von Kapseln kann zusätzlich die Masserichtigkeit bestimmt werden. Hierbei wird die ermittelte mittlere Masse mit der Nennmasse verglichen. Die Nennmasse wird entweder in der NRF-Vorschrift vorgegeben oder ist für jede neue Kapselrezeptur experimentell durch eine volumetrische Füllung der Kapseln und anschließendem Auswiegen des benötigten Pulvers zu bestimmen. Bei niedrigdosierten Kapseln kann näherungsweise die Nennmasse des Füllmittels angenommen werden. Bei höher dosierten Wirkstoffen verändert der Wirkstoff durch seine charakteristischen Eigenschaften die Eigenschaften des Pulvers. Daher ist hier eine volumetrische Bestimmung mit der Wirkstoff-Füllmittel-Mischung notwendig. Zu beachten gilt, dass die Verwendung von hochdispersem Siliciumdioxid die Nennmasse in der Regel vergrößert. Mit Siliciumdioxid liegt das Pulver dichter gepackt in den Kapseln vor und es kommt zu weniger Lufteinschlüssen.

Ist die Ansatzmenge der Wirkstoff-Füllmittel-Mischung bekannt, kann die Nennmasse daraus errechnet werden:

Wirkstoffmasse + Füllmittelmasse = Ansatzmasse

Ansatzmasse / Anzahl herzustellender Kapseln = Nennmasse

Die mittlere Masse der hergestellten Kapseln und die Nennmasse sollten – sofern keine Rechenfehler, Wägefehler oder Produktionsverluste vorliegen – eng beieinanderliegen. Empfohlen wird zurzeit ein Zielbereich von -3 Prozent bis +1 Prozent.

Checkliste: Grenzwerte

- ☐ Masseverlust: < 3 %
- ☐ Masseneinheitlichkeit: < 5 %
- ☐ Masserichtigkeit -3 % bis +1 %

7 Defekturherstellung und Defekturprüfung

Die Apothekenbetriebsordnung schreibt in § 8 für Defekturarzneimittel eine weitergehende Prüfung nach vorangegangener Risikobewertung vor. Anders als bei Rezepturarzneimitteln muss für die hergestellten Defekturarzneimittel eine Prüfvorschrift vorliegen und neben der Herstellung ist die Prüfung mittels Prüfprotokoll zu dokumentieren. Die Resolution der Pharmazieräte aus dem Jahre 2013 gibt eine Orientierung zur möglichen Einstufung von Defekturen in vier Risiko-Klassen mit niedrigem, mittlerem, hohem und sehr hohem Risiko [17]. Aus der Zuordnung lassen sich die notwendigen Prüfungen ableiten. Ebenfalls wird die regelmäßige Teilnahme an Ringversuchen und gegebenenfalls Gehaltsbestimmungen der Kapseln über externe Labore empfohlen.

Die Resolution zählt orale Rezepturarzneimittel – also auch Kapseln – zu den Zubereitungen mit hohem Risikopotential, da hier gleich mehrere Risikofaktoren vorliegen können (Art der Herstellung, Art der Wirkstoffe etc.). Sie schlägt daher halbquantitative und quantitativ analytische Methoden zur Prüfung vor.

Zu den Prüfungen dieser Art zählen die Prüfung nach Ph. Eur. „2.9.5 Gleichförmigkeit der Masse einzeldosierter Arzneiformen" und die halbquantitative Gehaltsbestimmung per Dünnschichtchromatographie nach Ph. Eur. „2.2.27 Dünnschichtchromatographie".

Für Kapseln mit einem Wirkstoffgehalt von weniger als zwei Prozent bezogen auf die Nennmasse steigt das Risiko um mindestens eine Stufe an. Bei diesen niedrig dosierten Kapseln ist eine Gehaltsprüfung angeraten, sofern diese durchführbar ist. Alternativ muss zumindest eine Prozessvalidierung erfolgen.

Eine genauere Vorgabe der Prüfmethoden und einzuhaltenden Grenzen wird hier nicht vorgenommen und obliegt dem Apothekenleiter der herstellenden Apotheke.

In der „Arbeitshilfe Defektur" und dem ergänzenden Werk „Defektur" von Andreas Ziegler [18, 19] wird eine Klassifizierung anhand von Risikofaktoren vorgenommen und passend dazu werden verschiedene Prüfungen vorgeschlagen sowie deren Durchführung detailliert beschrieben. Für die Eingruppierung werden hier in der Vorlage folgende Punkte unterschieden:

- Jährliche Produktionsmenge
- Applikationsart und Darreichungsform
- Inhärente Risiken des Wirkstoffs
- Herstellungsprozess
- Abgabe

Jedem dieser Punkte sind Unterpunkte zugeordnet, die mit einem Faktor (1-5) versehen werden. So erhält die Herstellung eines unsterilen Kapselrezepturarzneimittels einen geringeren Risikofaktor als eine aseptische Herstellung.

Nach erfolgter Faktorzuordnung werden die Ergebnisse miteinander multipliziert. Anhand des so errechneten Gesamtrisikoscores kann das Defekturarzneimittel den Risiko-Klassen der Resolution der Pharmazieräte zugeordnet werden, an denen sich die durchzuführenden Prüfungen orientieren sollten.

Die Risikoklassen nach [19] werden in niedrig, mittel und hoch unterschieden. Bei einem vorliegenden mittleren Gefährdungspotential sollten zum Beispiel neben allgemeinen analytischen Methoden auch halbquantitative Bestimmungen zur Prüfung jeder Charge herangezogen werden. Hierzu zählt, wie bereits im vorangegangenen Kapitel erläutert, die Bestimmung der Gleichförmigkeit der Masse.

Bei Vorliegen eines niedrigdosierten Wirkstoffs ergäbe sich aufgrund der Hochstufung des Wirkstoffrisikopotentials ein hohes Gefährdungspotential für den Patienten, so dass qualitative und quantitative Prüfmethoden angeraten werden.

Die anzuwendenden Prüfmethoden orientieren sich am Europäischen Arzneibuch und an der Resolution der Pharmazieräte von 2013 [17].

Für alle Risikoklassen wird als mögliche Prüfung die qualitative Dünnschichtchromatographie nach Ph. Eur. 2.2.27 vorgeschlagen. Hierbei ist die Aussagekraft begrenzt, da lediglich die Wahl des Wirkstoffs überprüft wird.

Niedriges Risiko:
Ph. Eur. „2.9.5 Gleichförmigkeit der Masse einzeldosierter Arzneiformen"; NRF Methode analog möglich.

Mittleres Risiko:
Halbquantitative Dünnschichtchromatographie; Ph. Eur. „2.2.27 Dünnschichtchromatographie"

Hohes Risiko:
Gleichförmigkeit einzeldosierter Arzneiformen/Gehalt; Ph. Eur. „2.9.40 Gleichförmigkeit einzeldosierter Arzneiformen" als Nachfolger für die weiterhin monographierte Prüfung Ph. Eur. „2.9.6 Gleichförmigkeit des Gehalts einzeldosierter Arzneiformen", die ebenfalls zugrunde gelegt werden kann.

Die Resolution der Pharmazieräte gibt eine weitere Risikoklasse vor: sehr hohes Risiko; beispielsweise für Parenteralia oder Zytostatika. Hier wird eine Prozessvalidierung und Gehaltsbestimmung sowie die monatliche Herstellung von Dummies, also einer Probeherstellung zu Untersuchungszwecken, gefordert.

Ebenfalls erlaubt die Resolution der Pharmazieräte für alle Risikogruppen die Etablierung eigener produktspezifischer Zielparameter, wenn in der Literatur keine zutreffenden Angaben zu finden sind.

Im Rahmen der im vorangegangenen Kapitel beschriebenen Prüfung auf Masseneinheitlichkeit, Masserichtigkeit und Masseverlust ist es denkbar, für Defekturarzneimittel im Hinblick auf die Qualitätssteigerung engere Grenzen als die des Europäischen Arzneibuches und des DAC/NRF vorzugeben.

Das ZL bietet in einem regelmäßigen Turnus die Überprüfung des Gehalts gängiger Kapselrezepturen an. Die Kosten werden hier unter allen Apotheken aufgeteilt, die Rezepturarzneimittel zur Prüfung einreichen.

Die Validierung des Herstellungsprozesses sollte, sofern durchführbar, die Bestimmung des Gehalts beinhalten. So kann bei strenger Einhaltung der Herstellungstechnik anstelle der Überprüfung jeder Charge eine exemplarische Überprüfung von beispielsweise jeder fünften oder zehnten Charge oder einer Charge jährlich erfolgen (abhängig von der jährlichen Produktionsmenge).

8 Gebrauchsanweisung und Art der Anwendung

Die Gebrauchsanweisung sollte dem Patienten grundsätzlich erklärt und zudem schriftlich auf dem Etikett beschrieben werden. Rund jeder zehnte Patient hat Probleme Kapseln beziehungsweise Tabletten zu schlucken. Häufig werden Medikamente dann einfach abgesetzt, um dem unangenehmen Gefühl oder Geschmack aus dem Weg zu gehen.

Checkliste: Einnahme von Kapseln

- ☐ Kapseln immer im Sitzen oder Stehen einnehmen. (Vermeiden von Speiseröhrenschäden oder Ankleben der Kapseln)
- ☐ Bettlägerige Patienten sollten um 45° nach vorne gebeugt werden
- ☐ Kapseln mit Wasser einnehmen
- ☐ Kapseln mit ausreichend Flüssigkeit einnehmen (mind. 125 ml)
- ☐ Kapseln NICHT mit Kaffee, Tee, Milch oder Grapefruitsaft einnehmen
- ☐ Kapseln zur vorgegebenen Tageszeit einnehmen
- ☐ Richtigen Abstand zu Mahlzeiten einhalten:
  - nüchtern: 30 bis 60 Minuten vor der Mahlzeit oder frühestens 2 Stunden nach der Mahlzeit
  - vor dem Essen: ungefähr 30 Minuten vor der Mahlzeit
  - zum Essen: während der Mahlzeit oder unmittelbar danach
  - nach dem Essen: Dieser Einnahmehinweis ist ungenau und kann unterschiedlich gemeint sein, deswegen werden in den meisten Packungsbeilagen genaue Zeitangaben gemacht (z. B. eine Stunde nach dem Essen)
  - unabhängig von der Mahlzeit: vor dem Essen, zum Essen, nach dem Essen oder zu einem beliebigen Zeitpunkt zwischen den Mahlzeiten
- ☐ Sollte die Kapsel anhaften: reichlich Wasser nachtrinken
- ☐ Die Hinweise zur Einnahme aus dem Beipackzettel oder der Fachinformation weiterverarbeiteter Fertigarzneimittel sollten beachtet werden

Kapseln neigen dazu, in einer Flüssigkeit (durch eingeschlossene Luft) oben zu schwimmen und dem Herunterschlucken auszuweichen. Wird der Kopf bei der Applikation auf die Brust genommen, schwimmt die Kapsel bereits im Rachenbereich und kann so leichter geschluckt werden. Für Patienten, denen es dennoch schwerfällt Kapseln zu schlucken, kann ein Tabletten-Schluck-Becher mit einer Art Siebeinsatz an der Trinköffnung eine Hilfe bieten. Hier wird die Kapsel oder Tablette eingelegt und beim Trinken mit der Flüssigkeit direkt in Richtung Speiseröhre gespült.

Eine weitere Möglichkeit das Schlucken von Kapseln zu erleichtern, bietet das Überziehen mit einem gleitenden Film, wodurch ein Ankleben der Kapsel in Mund und Rachenraum verhindert wird. Seit einiger Zeit gibt es im Handel unter dem Namen Medcoat® einen Filmüberzug zum Überziehen der Kapseln durch den Patienten direkt vor der Applikation. Die Anwendung ist einfach durchführbar und sehr gut in der Packungsbeilage erklärt. Dennoch dürfte besonders älteren Patienten mit eingeschränkter Fingerfertigkeit oder Sehfähigkeit die Anwendung schwerfallen. Tabelle 9 zeigt verschiedene Schluckhilfen.

Kapseln sollten grundsätzlich nicht gelutscht oder zerbissen werden, sofern dies nicht explizit mit dem Arzt besprochen wurde.

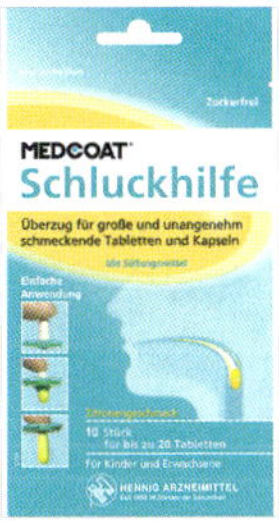 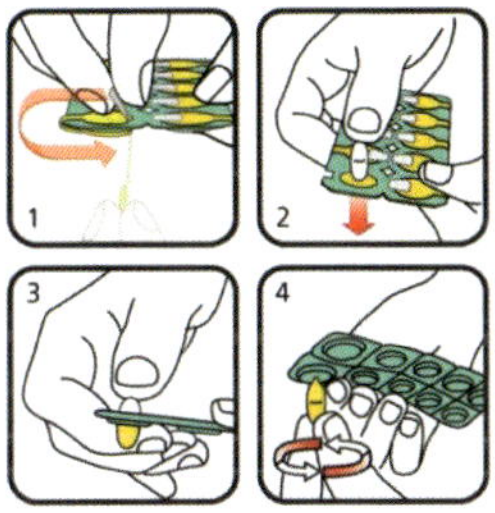	MEDICOAT® Schluckhilfe
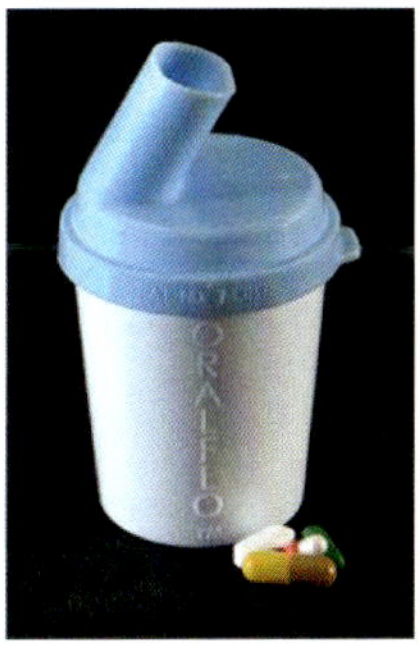	Oralflo™ Schluck-Becher 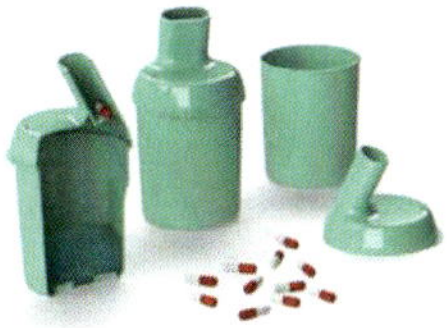
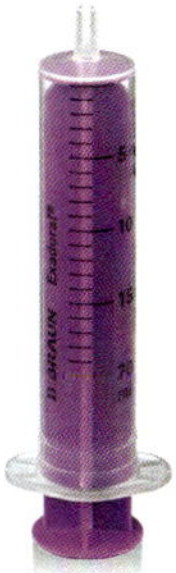	Oralspritze: Exadoral® von Braun mit passendem Stopfen Zum Suspensieren von Kapselinhalten

Tab. 9: Schluckhilfen. Abbildungen: Medicoat®, ©Henning Arzneimittel, Flörsheim. Oralflo™, ©Oralflo Technologies. Exadoral®, ©B. Braun Melsungen AG.

8.1 Öffnen der Kapseln und Suspendieren des Inhalts

Häufig werden Kapseln für Säuglinge, Kinder oder Personen, die nicht schlucken können, geöffnet und das Pulver in der Nahrung oder in einer Flüssigkeit verabreicht. Um Inkompatibilitäten und eine Inaktivierung des Wirkstoffs zu vermeiden, sollten Kapselinhalte grundsätzlich mit einer ausreichenden Menge Flüssigkeit (salzarmen Wassers, Leitungswasser oder Mineralwasser), suspendiert und verabreicht werden.

Für die Sondenapplikation gilt dies besonders, um ein Verstopfen der Sonde durch chemische oder physikalische Reaktionen in der Sonde zu verhindern.

Praxistipp:
Um das Öffnen der Kapseln zu vereinfachen, ist es denkbar, diese in der Apotheke nicht vollständig zu verschließen. Hierauf sollte bei der Abgabe hingewiesen werden. Gegebenenfalls ist es sinnvoll, den Eltern Placebokapseln zum Üben zur Verfügung zu stellen.

Eltern oder Pflegende laufen bei der Applikation grundsätzlich Gefahr, mit den pulverförmigen Wirkstoffen bei der Zubereitung der Suspension in Kontakt zu kommen. Eltern, die das erste Mal Kapseln für ihr Kind bekommen, sollten über die in der Checkliste aufgeführten Punkte aufgeklärt werden.

Checkliste: Hinweise bei der Abgabe von Kapseln

- ☐ Die Hände vor der Zubereitung waschen und abtrocknen.
- ☐ Die Hände müssen bei der Zubereitung immer trocken sein.
- ☐ Um Pulververluste und den Kontakt mit dem Pulver zu vermeiden, sollte der Kapselboden vor dem Öffnen zwei bis drei Mal auf eine Unterlage aufgeklopft werden. Hierbei wird das Pulver verdichtet.
- ☐ Um den Deckel/das Oberteil von der Kapsel ziehen zu können, empfiehlt es sich, die Kapseln an der Verschlussstelle leicht einzudrücken und zeitgleich vorsichtig am Deckel zu drehen und zu ziehen.
- ☐ Kapseln immer langsam und über einem geeigneten Auffanggefäß (z. B. Glas oder Esslöffel) öffnen.
- ☐ Für die richtige Dosierung muss der Inhalt vollständig verabreicht werden.
- ☐ Um Durchfälle und erhöhten Wasserverlust zu vermeiden, sollte insbesondere bei Kindern darauf geachtet werden, dass sie nach der Wirkstoffgabe noch ein paar Schlucke Wasser trinken.
- ☐ Bei Fertigarzneimittelkapseln ist zu beachten, dass es hier viele Kapseln gibt, die nicht geöffnet werden dürfen. Hier müssen zwingend die Packungsbeilage und/oder Herstellerinformationen beachtet werden.
- ☐ Bei Kapseln mit Pelletfüllungen, die geöffnet werden, ist zu beachten, dass die Pellets nicht zerkaut werden dürfen.

Für sehr kleine Kinder kann eine orale Dosierspritze zur Applikation hilfreich sein. Die Spritze ist mit einem Stopfen zu versehen. Nach Entnahme des Kolbens kann ausreichend Wasser vorgelegt werden. Das Pulver wird vollständig zugegeben und nach Einsetzen des Kolbens durch Schwenken suspendiert. Bei Pellets ist darauf zu achten, dass sie bis zur Applikation in Bewegung gehalten werden und bei der Applikation nicht zerquetscht werden [20].

Grundsätzlich kann eine Kapsel auch vollständig in Wasser aufgelöst werden. Hierbei überwiegen jedoch die Nachteile: Zum Lösen der Gelatine in der Kapselhülle bedarf es Zeit und ungelöste Reste können zum Verschlucken oder bei der Sondengabe zum Verstopfen der Sonde führen. Durch den längeren Kontakt des Wirkstoffs mit Wasser im pH-Bereich 7 kann es hier unter anderem zu einem Zersetzen oder Aktivieren/Inaktivieren des Wirkstoffs vor der Applikation kommen.

9 Kennzeichnung von Rezepturen nach § 14 ApBetrO

Folgende Angaben sind grundsätzlich nach Apothekenbetriebsordnung auf dem Etikett anzubringen:

§ 14 Kennzeichnung

(1) Rezepturarzneimittel müssen auf den Behältnissen und, soweit verwendet, den äußeren Umhüllungen, mindestens folgende Angaben aufweisen:

1. *Name und Anschrift der abgebenden Apotheke und – soweit unterschiedlich – des Herstellers,*
2. *Inhalt nach Gewicht, Rauminhalt oder Stückzahl,*
3. *Art der Anwendung,*
4. *Gebrauchsanweisung,*
5. *Wirkstoffe nach Art und Menge und sonstige Bestandteile nach der Art,*
6. *Herstellungsdatum,*
7. *Verwendbarkeitsfrist mit dem Hinweis „verwendbar bis" unter Angabe von Tag, Monat und Jahr und, soweit erforderlich, Angabe der Haltbarkeit nach dem Öffnen des Behältnisses oder nach Herstellung der gebrauchsfertigen Zubereitung,*
8. *soweit erforderlich, Hinweise auf besondere Vorsichtsmaßnahmen, für die Aufbewahrung oder für die Beseitigung von nicht verwendeten Arzneimitteln oder sonstige besondere Vorsichtsmaßnahmen, um Gefahren für die Umwelt zu vermeiden, und*
9. *soweit das Rezepturarzneimittel auf Grund einer Verschreibung zur Anwendung bei Menschen hergestellt wurde, Name des Patienten.*

Die Angaben müssen in gut lesbarer Schrift und auf dauerhafte Weise angebracht und in deutscher Sprache verfasst sein. Soweit für das Rezepturarzneimittel ein Fertigarzneimittel als Ausgangsstoff eingesetzt wird, genügt anstelle der Angabe nach Nummer 5 die Angabe der Bezeichnung des Fertigarzneimittels. Die Angaben nach Nummer 8 können auch in einem Begleitdokument gemacht werden.

(1a) Soweit es sich bei den Arzneimitteln um aus Fertigarzneimitteln entnommene Teilmengen handelt, sind neben der vom Arzneimittelgesetz geforderten Kennzeichnung Name und Anschrift der Apotheke anzugeben.

Praxistipp:
Bei der Etikettierung gelten die drei D:
- deutsch
- deutlich
- dauerhaft

Ausschließlich die Wirk- und Hilfsstoffe dürfen auf Latein bezeichnet werden. Allerdings ist im Kundensinne eine deutsche Kennzeichnung wünschenswert, damit auch der Laie die Inhaltsstoffliste mit einem Allergiepass abgleichen kann. Alle anderen Angaben müssen in deutscher Sprache auf das Etikett. Ein „ad" oder „q.s." ist nicht erlaubt.

Unter deutlich versteht sich eine gut lesbare und ausreichend große Schrift sowie das Vermeiden von Abkürzungen. Um eine dauerhafte Kennzeichnung zu gewährleisten, ist eine Schutzfolie sinnvoll. Auch wenn der Patient die deutsche Sprache nicht versteht, ist die deutsche Kennzeichnung vorgeschrieben und darf nicht durch eine andere Sprache ersetzt werden. Ein zusätzliches Begleitdokument in einer anderen Sprache oder die Verwendung von Symbolen zur Erläuterung kann ergänzend mitgegeben werden.

Alle in der ApBetrO vorgegebenen Angaben sind fest an das Primärpackmittel anzubringen. Einzige Ausnahme: Lagerungs- und Entsorgungshinweise dürfen in einem Begleitdokument gemacht werden.

Bei der Kennzeichnung von Kapseln ist auf der rechten Seite des Etiketts die Inhaltsstoffliste einer Kapsel sowie die Gesamtzahl der hergestellten Kapseln anzugeben. Die Angabe des Wirkstoffs muss nach Art und Menge erfolgen, für die Hilfsstoffe genügt eine Aufzählung nach Art. Zu beachten gilt, dass bei Kapseln, die geschluckt werden, auch die Bestandteile der Kapselhülle zu listen sind. Diese können dem Verpackungsetikett des Lieferanten entnommen werden. Bei Kapseln, die geöffnet und deren Inhalt suspendiert wird, ist die Kapselhülle als Primärpackmittel für ein abgeteiltes Pulver zu sehen. Da die Hülle nicht eingenommen wird, müssen die Gelatine und eventuelle Farbstoffe nicht auf dem Etikett benannt werden.

Die Art der Anwendung und die Gebrauchsanweisung müssen eindeutig und für den Laien verständlich geschrieben werden. Dabei gilt es zu unterscheiden, ob die Kapseln vollständig geschluckt oder geöffnet und entleert werden sollen.

Die Lagerungshinweise können an die Kennzeichnung von Fertigarzneimitteln angepasst werden und dienen der klaren Vorgabe, unter welchen Bedingungen die Qualität der Rezeptur bis zum festgelegten und deklarierten Ende der Verwendbarkeitsfrist aufrechterhalten werden kann.

Die Entsorgungshinweise sind je nach Gemeinde unterschiedlich. Wichtig ist es zu verhindern, dass Arzneimittelreste ins Abwasser gelangen – egal ob über die Toilette oder Mülldeponie.

Tabelle 10 fasst einige Beispiel für Kennzeichnungstexte zusammen. Abbildung 12 zeigt ein Musteretikett.

ApBetrO § 14	Beispiele	
Inhalt nach Gewicht, Rauminhalt oder Stückzahl	30 Kapseln	30 Kapseln
Art der Anwendung	Kapseln zum Schlucken	Kapseln zum Öffnen mit Pulver zum Einnehmen
Gebrauchsanweisung	Morgens eine Kapsel mit einem Glas Wasser vor dem Essen einnehmen.	Morgens eine Kapsel öffnen und das gesamte Pulver in 50 ml bis 100 ml Wasser einrühren und trinken.
Wirkstoffe nach Art und Menge und sonstige Bestandteile nach der Art	Captopril 3 mg Hochdisperses Siliciumdioxid, Mannitol, Gelatine, Titandioxid	Captopril 3 mg (aus Captopril 1a Pharma 50 mg*, Charge: 1APH50) Hochdisperses Siliciumdioxid, Mannitol
Lagerungshinweise	Für Kinder unzugänglich, trocken und unter 25°C lagern. Reste im Hausmüll entsorgen.	Für Kinder unzugänglich, trocken und unter 25 °C lagern. Reste im Hausmüll entsorgen.

* Bei der Verwendung von Fertigarzneimitteln genügt dem Gesetzgeber die Angabe des weiterverarbeiteten Fertigarzneimittels. Im Hinblick auf mögliche Rückrufe oder Allergien ist die Angabe der Charge ebenso sinnvoll wie die Listung aller Tablettenhilfsstoffe.

Tab. 10: Beispiele für Kennzeichnungstexte

Felix Klein	
Kapseln mit Pulver zum Einnehmen. Morgens vor dem Essen eine Kapsel öffnen und das gesamte Pulver in 50 ml Wasser einrühren und trinken. Für Kinder unzugänglich, trocken und unter 25° lagern. Reste im Hausmüll entsorgen. Hergestellt am: 1.9.2017 Verwendbar bis: 30.8.2018 Muster Apotheke, Straße 1, 12345 Stadt, 06196/928-0	Captopril 3 mg Siliciumdioxid, Mannitol 30 Kapseln

Abb. 12: Musteretikett eines Rezepturarzneimittels

Eventuell ist eine Angabe der Haltbarkeit nach dem Öffnen des Gefäßes anzugeben.

10 Verpackung und Verwendbarkeitsfrist

Kapseln können in Weithalsgläsern oder Kapseldosen verpackt werden. Wobei erstere aufgrund der Dichtigkeit zu bevorzugen sind. Besonders Kapseln mit hygroskopischen Wirkstoffen sollten dicht und in möglichst kleine Gefäße verpackt werden. Falls möglich ist ein Trockenmittel in Form eines Tütchens oder einer Kapsel zuzusetzen. Dabei ist zwingend im Beratungsgespräch darauf hinzuweisen, dass diese nicht zur Einnahme bestimmt sind, falls sie lose in der Verpackung liegen. Ebenfalls sollten diese beschriftet werden. Wird ein Gefäß mit kindersicherem Verschluss abgegeben, sollte er auf seine Funktionsfähigkeit hin geprüft werden. Ob eine Kindersicherung erforderlich ist, schreibt das Arzneimittelgesetz in § 28 vor. Betäubungsmittel sind grundsätzlich mit einem kindersicheren Verschluss zu versehen. Weitere Hinweise sind im DAC/NRF oder in den Fachinformationen verwandter Fertigarzneimittel zu finden.

Die Verwendbarkeitsfrist fester Arzneiformen ist grundsätzlich recht lang. In der Regel erlaubt DAC/NRF hier eine Verwendbarkeitsfrist von einem Jahr. Grund hierfür ist die Abwesenheit von Wasser bei pulverförmigen Arzneimitteln. Je hygroskopischer hingegen ein Wirkstoff ist oder je unkontrollierbarer die Lagerungsbedingungen sind, desto eher sollte die Verwendbarkeitsfrist herabgesetzt werden. Neigt beispielsweise der Wirkstoff dazu, sich unter Lufteinfluss zügig zu zersetzen, sollte die Frist gekürzt werden. Dies ist besonders dann notwendig, wenn der Wirkstoff in der Apotheke bereits längere Zeit in Verwendung ist und das Lagerungsgefäß bereits häufig geöffnet wurde oder die Luftfeuchtigkeit während der Verarbeitung des Wirkstoffs hoch war.

An diesen Beispielen zeigt sich, dass die lange Frist nur für stabile Kapselrezepturen gelten kann. Alle anderen Rezepturarzneimittel sind am Tag der Herstellung kritisch zu beurteilen und mit einer sinnvoll begründbaren und eher zurückhaltenden Verwendbarkeitsfrist zu versehen. Dabei sollte nicht außer Acht gelassen werden, wie lange der Patient voraussichtlich mit der Rezeptur auskommt: Werden 30 Kapseln hergestellt, die regelmäßig drei Mal täglich eingenommen werden, reicht diese Menge gerade für zehn Tage. In diesem Fall ist es unsinnig darüber nachzudenken, ob die Kapseln aufgrund von Stabilitätsproblemen ein halbes Jahr oder ein Jahr Verwendbarkeit erhalten sollen. Hier kann direkt die kürzere Verwendbarkeit angegeben werden.

11 Typische Fehler und deren Vermeidung

Die Ergebnisse verschiedener Untersuchungen der letzten Jahre zeigen immer wieder Qualitäts- und Kennzeichnungsmängel auf. Die Ergebnisse des KidZ-Projekts stehen hier exemplarisch und auch die Ergebnisse der ZL-Studien und Ringversuche zeigen trotz des Wissens des Herstellenden, dass das Rezepturarzneimittel geprüft wird, Mängel auf. Hierbei liegt die Ursache nicht darin, dass der Hersteller bewusst „schlampig" arbeitet oder mit Absicht eine schlechte Qualität liefert. Vielmehr ist die Komplexität der Herstellung und deren Planung sowie die Vielzahl der Fehlerquellen und unbekannter Faktoren dafür verantwortlich, dass teilweise zwangsläufig Fehler geschehen oder die Qualität leidet. Im Sinne der Patientensicherheit und der Einhaltung der Qualitätsvorgaben des Europäischen Arzneibuches ist es daher unerlässlich, sich während der Planung Gedanken um mögliche Fehlerquellen zu machen.

Eine Übersicht einiger möglicher Fehlerquellen und deren Vermeidung sollen daher diesen Leitfaden abschließen.

Enthält das Etikett alle notwendigen Informationen und sind diese eindeutig zu verstehen?
Deklarierte Fehler werden gerne durch Abschreiben in der Arztpraxis auf die nächste Verordnung übernommen. Daher lautet die Devise: Es können nie genug Informationen auf einem Etikett stehen. Ebenfalls können Abkürzungen – insbesondere bei der Wirkstoffbenennung – oder fehlende Einheiten und Massen zu Missverständnissen führen. Handelt es sich wirklich um die freie Base oder um das Salz und woran hat sich der Arzt orientiert?

Eingesetzte Zuschläge und Einwaagekorrekturen dürfen nicht auf dem Etikett angegeben werden!
Notwendige Einwaagekorrekturen und eingesetzte Zuschläge werden bei der Herstellung dokumentiert. Erforderliche Mehreinwaagen dürfen zu Lasten der Krankenkasse abgerechnet werden. Aber: Bei der Angabe der Wirkstoffmenge pro Kapsel auf dem Etikett werden keine Zuschläge angegeben! Der Arzt verordnet die Menge an Wirkstoff, die der Patient erhalten soll. Alle in der Apotheke vorgenommenen Korrekturen dienen dazu, im fertigen Produkt den vom Arzt gewünschten Wirkstoffgehalt zu erzielen. Demnach müssen die Verordnung und die Deklaration übereinstimmen.

Bei der Verwendung von Tabletten oder Stammverreibungen ist die Menge reinen Wirkstoffs anzugeben!
Der Patient muss am Etikett direkt erkennen, wie viel Wirkstoff mit einer Einzeldosis eingenommen wird. Die Angabe der Menge der verwendeten Verreibung oder Tablettenstärke ist nicht sinnvoll und birgt die Gefahr, dass bei der nächsten Verordnung ein Folgefehler resultiert.

Freier Wirkstoff und Salz dürfen nicht ohne Weiteres gegeneinander getauscht werden!
Die Auswahl der korrekten Wirkstoffart erfordert besondere Aufmerksamkeit. Muss bei einem Wirkstoff die Base gegen das Salz oder umgekehrt getauscht werden, muss der Arzt zustimmen, da es sich um einen Austausch des Wirkstoffs handelt. Andererseits muss eine Umrechnung der benötigten Menge erfolgen. (Siehe Kapitel „3.2 Verwendung von freier Base oder Salz")

Rechen- und Wägefehler
Rechen- und Wägefehler zählen nach wie vor zu den häufigsten und vor allem auch zu den gefährlichsten Fehlern. Schließlich sieht man einem Produkt eine Über- oder Unterdosierung nicht direkt an. So kann am Ende ein einwandfreies, allen hier vorgestellten Endproduktkontrollen entsprechendes, Rezepturarzneimittel vorliegen und dennoch der Wirkstoffgehalt teilweise um Zehnerpotenzen oder mehr daneben liegen. Die Gefahr für den Patienten liegt dabei auf der Hand. Auszuschließen sind diese Fehler nur durch Sorgfalt, ausreichend Arbeitszeit ohne Unterbrechungen, Kontrolle aller Arbeitsschritte und Durchführen kritischer Arbeitsschritte und Berechnungen im Vier-Augen-Prinzip sowie eine klare und eindeutige Dokumentation.

12 Umstellen von Kapseln auf Suspensionen und umgekehrt

Suspensionen bieten neben Kapseln eine weitere Möglichkeit Wirkstoffe in niedrigen Dosierungen applizierbar herzustellen. Hierbei sind viele der in Kapitel „3 Wirkstoffe“ beschriebenen Einflussfaktoren und Überlegungen auf Suspensionen übertragbar. So ist der Einwaagekorrekturfaktor hier genauso zu berücksichtigen, wie die einzusetzende Wirkstoffart. Grundsätzlich sind Suspensionen aufgrund des notwendigen Flüssigkeitszusatzes sowie Stabilisatoren und pH-Korrigenzien weniger chemisch stabil als Kapseln und häufig mikrobiologisch anfällig. Daher erhalten sie eine herabgesetzte Verwendbarkeitsfrist und sind gegebenenfalls im Kühlschrank zu lagern. Die Zusatzstoffe ermöglichen, dass die möglichst mikronisiert einzusetzenden Wirkstoffe in der Schwebe gehalten werden und verhindern die Ausbildung eines Bodensatzes. Voraussetzung ist, dass der Wirkstoff vor der Zugabe des Dispergiermittels bereits agglomeratfrei, ausreichend fein verteilt vorliegt.

Ähnlich wie bei den Kapselfüllstoffen werden einige Zusatzstoffe der Suspensionen von Kindern nicht so gut vertragen. Vorteilhaft ist es, dass zur Suspensionsherstellung weniger Herstellungsschritte als zur Kapselfüllung benötigt werden. Damit reduziert sich die Anzahl potentieller Fehlerquellen, was mit einer höheren Dosiergenauigkeit einhergeht. Ebenfalls werden an Geräten anhaftende Pulver durch die Grundlage bei sachgemäßer Herstellung vollständig aufgenommen. Ein Wirkstoffzuschlag ist hier in der Regel zwingend zu vermeiden. Ebenfalls kann mit einer Suspension eine Dosierungsanpassung erfolgen, ohne Rezepturarzneimittel in weiteren Stärken herzustellen.

Insbesondere bei der Umstellung von Kapseln auf Suspensionen oder umgekehrt sollte die bisher angewandte Herstellungsvorschrift als Basis bekannt sein.

Der Rezepturenfinder von DAC/NRF Online, einige Krankenhausapotheken sowie einige Firmen stellen standardisierte beziehungsweise bekannte Rezepturformeln bereit, die als Grundlage verwendet werden können.

Verwendete und ergänzende Literatur

[1] Deutscher Arzneimittel-Codex/Neues Rezeptur-Formularium: Allgemeine Hinweise, I.9. Kapseln. Eschborn: Avoxa – Mediengruppe Deutscher Apotheker GmbH. Fortsetzungswerk; Stand 2017/1

[2] Deutscher Arzneimittel-Codex/Neues Rezeptur-Formularium, Online-Angebot www.dac-nrf.de. Rezepturhinweis „Kapseln", Stand 17.3.2017

[3] Deutscher Arzneimittel-Codex/Neues Rezeptur-Formularium, Online-Angebot www.dac-nrf.de. Rezepturhinweis „Kapseln für die pädiatrische Anwendung", Stand 06.12.2016

[4] Caelo Spezial: Kapseln in der Rezeptur. 2016 (Download mit Doc Check Zugang auf www.caelo.de möglich) http://www.caelo.de/fileadmin/files/Caelo_Spezial/CaeloSpezial_Kapselherstellung_Okt2012.pdf (Abrufdatum: 17.10.2017)

[5] Thoma, K; Daniels, R.: Apothekenrezeptur und -defektur". Stuttgart: Deutscher Apotheker Verlag. Fortsetzungswerk; inkl. 7. Akt. Lfg. 2017

[6] Stegemann, S.: Hartkapseln. In: Keck, Cornelia; Müller, Rainer: Moderne Pharmazeutische Technologie. 2009. pharmazie-lehrbuch.de/home.htm Kapitel 1.4. (Abrufdatum 16.11.2017)

[7] Ewering, I.: Steckkapseln in der Rezeptur. PZ Prisma 2014 (4); 21:193-200

[8] Langer, Klaus: Kapseln – Trends bei Fertigarzneimitteln und Herausforderungen in der Rezeptur. Münster, Apothekerkammer Westfalen-Lippe, 2015

[9] Heuermann, A; Heuermann, M.: Rezepturarzneimittel für (Klein-) Kinder – Qualität häufig unzureichend. Pharm. Ztg. 2015 (37); 160:2750-2755

[10] Seyferth, S.: Kapseln für Kinder. PTAheute 2012, Nr. 18

[11] Ober, M.: Herstellung und Prüfung von Kapseln. Universität Heidelberg, Stand 1.2.2013. https://www.adka.de/solva_docs/ANALYTIKvortragOBER.pdf (Abrufdatum 27.7.2017)

[12] www.Pharmatrix.de, Sondentabelle, Andreas Pfaff, Stand: 4/2017

[13] http://www.torpac.com/Reference/ProFiller%201100/1100 %20Brochure%201302 %20Torpac%20USG0.pdf (Abrufdatum 5.6.2017)

[14] Korsch, E; Gotzmann, A; Guddat, S.: Hydrocortisone Content in Capsules for Treatment of Infants with Congenital Adrenal Hyperplasia. Pediatr Res 70 (2008) Suppl 1: 138

[15] Mannitol 35 zur Füllmittelherstellung, DAC/NRF. Stand 22.10.2016. www.caelo.de (Abrufdatum 8.8.2017)

[16] Produktinformation ProFiller®: http://www.torpac.com/Reference/ProFiller%201100/1100 %20Brochure%201302 %20Torpac%20USG0.pdf ; http://www.profillercom/1100/ und unter http://www.torpac.com/profiller_1100.html (Abrufdatum: 17.10.2017)

[17] Arbeitsgemeinschaft der Pharmazieräte Deutschlands, www.pharmazierat.de → Resolutionen und Archiv → Resolutionen 2013, Kommentierung zu § 8 (Abrufdatum 26.7.2017)

[18] Ziegler, A.: Arbeitshilfe Defektur. Stuttgart: Deutscher Apotheker Verlag, 2014

[19] Ziegler, A.: Defektur. Stuttgart: Deutscher Apotheker Verlag, 2014

[20] Ewering, I.: Kinderrezepturen. Stuttgart: Deutscher Apotheker Verlag, 2016

[21] Potschadel, J.: Scale-down des Walzenkompaktierprozesses. Dissertation, Bonn 2013

[22] ZL-News, Kapselherstellung in der Apotheke. www.zentrallabor.com/pdf/ZL-News_Kapselherstellung.pdf (Abrufdatum: 1.10.2017)

Glossar

DAC/NRF	Deutscher Arzneimittel-Codex/Neues Rezeptur-Formularium
Fließregulierungsmittel	Zusatz zum Füllstoff. Verbessert die Fließeigenschaften eines Pulvers und führt zu einer gleichmäßigeren Füllung der Kapseln.
Füllmittel	Ein Füllmittel besteht aus einem Füllstoff und einem Fließregulierungsmittel. Funktion: Verbesserung der Fließeigenschaften und Anpassung des Volumens.
Füllstoff	Ein Füllstoff ist ein möglichst inerter Zusatz, der zum Wirkstoff gegeben wird, um das Volumen zu vergrößern und den Wirkstoff gleichmäßig auf die Kapseln zu verteilen.
Gravimetrisch	Nach Masse. Die Masse eines Körpers betreffend. Hier: Zur Kapselfüllung wird die Masse des Pulvers herangezogen.
HPMC	Hypromellose bzw. Hydroxypropylmethylcellulose, ein Cellulosederivat
Kalibriervolumen	Das experimentell ermittelte Volumen eines Pulvers, das in eine bestimmte Anzahl Kapselböden passt.
KidZ-Projekt	Unter dem Projektnamen KidZ wurden von den Amtsapothekern in NRW gemäß § 64 AMG gezielt Zubereitungen für Säuglinge, Kleinkinder und Kinder gezogen. (siehe [9])
Larvierte Inkompatibilität	Eine verzögert auftretende Unverträglichkeit in einem Rezepturarzneimittel. Als Folge verschlechtert sich die Produktqualität.
MCC	Mikrokristalline Cellulose
Nennmasse	Die Masse eines Pulvers, das in einen Kapselboden einer bestimmten Größe passt.
Nennvolumen	Das Volumen eines Pulvers, das in einen Kapselboden einer bestimmten Größe passt.
Ph. Eur.	Pharmacopoea Europaea, Europäisches Arzneibuch
Schüttdichte	Der Quotient aus einer bestimmten Masse und des dazugehörigen Volumens eines Pulvers
Validieren	Nachweis über die Eignung einer analytischen Methode oder Herstelltechnik durch mehrfaches Überprüfen der Endprodukte oder Ergebnisse mit dem Ziel, eine gleichbleibende Qualität zu erreichen.
Volumetrisch	Nach Volumen. Das Volumen eines Körpers betreffend. Hier: Zur Kapselfüllung wird das Volumen des Pulvers herangezogen
ZL	Zentrallaboratorium Deutscher Apotheker e. V.

Stichwortverzeichnis